PILATES EN LA PARED PARA MUJERES

¡RETO DE 28 DÍAS PARA UNA TRANSFORMACIÓN EXTRAORDINARIA!

Una Guía Completa con Ejercicios Graduales, Tablas de Entrenamiento y Consejos para una Trayectoria Dirigida

Mondo Nutrizionale

ÍNDICE

INTRODUCCIÓN

Propósito de la guía y beneficios de Pilates en la Pared

Bienvenido.

Si has empezado a leer este libro, probablemente sientas curiosidad por el mundo del Pilates en la Pared o ya seas practicante de esta disciplina de fitness.

En ambos casos, ¡ésta es su guía!

En las siguientes páginas encontrará todo lo que necesita para conocer y practicar esta disciplina o para perfeccionar su entrenamiento si ya la practica a cualquier nivel.

Esta guía, de hecho, pretende analizar el Pilates en la Pared en 360 grados, es decir, en su aspecto más técnico, histórico y teórico, pero también y sobre todo en su aspecto práctico y concreto. Ambas vertientes son fundamentales y una no puede existir sin la otra. Junto a las explicaciones teóricas, por tanto, te daré todas las herramientas prácticas y concretas para que puedas empezar a hacer Pilates en la Pared desde el primer momento o perfeccionarlo.

La disciplina del Pilates en la Pared es muy eficaz desde varios puntos de vista. A través de ella se pueden tonificar los músculos y estructurarlos, o se puede utilizar para perder peso o incluso para aumentar la elasticidad y mantenerse sano. Los beneficios del Pilates en la Pared son, por tanto, múltiples y es por ello que esta técnica ha tenido un gran éxito en los últimos años en todo el mundo, coexistiendo (y a veces superando) a técnicas mucho más famosas como el Yoga. De hecho, el Pilates en la Pared se basa en una serie de ejercicios diferentes que pueden practicarse con el cuerpo libre o utilizando un equipo sencillo y que aportan una notable mejora de la flexibilidad y la resistencia corporal. Su particularidad es que entrenan los músculos más profundos y los que generalmente se utilizan y entrenan poco.

Una de las características más importantes de Pilates, además, es que se origina en parte en el ámbito médico y, por lo tanto, está diseñado específicamente para mejorar la postura y la marcha. Los ejercicios que componen Pilates, por tanto, no tienen sólo una finalidad "estética" y no se limitan a entrenar los músculos "a la vista", sino que tienen una importante acción en nuestro físico y nos permiten mejorar nuestra salud a un nivel mucho más profundo que otras técnicas de fitness. Además, mejora la coordinación de todo el cuerpo y, por tanto, ayuda a adquirir un control mayor y más preciso sobre los músculos.

El Pilates en la Pared, como su nombre indica, es una variante del Pilates, del que le hablaré en las páginas siguientes, y se practica apoyándose en una pared. Por lo tanto, estas técnicas son mucho más cómodas, porque no requieren grandes espacios ni equipos voluminosos y caros, sino que pueden practicarse fácilmente en la propia casa o, en general, en cualquier lugar donde haya una pared libre.

La pared también tiene varias funciones: actúa como soporte de todo el cuerpo y es una ayuda para practicar las posturas clásicas de Pilates de la forma más correcta posible y sin necesidad de ayuda humana externa. Además, la superficie de la pared permite una alineación total y eficaz del cuerpo, evitando así posturas incorrectas durante los ejercicios, que son la causa de problemas musculares, contracturas y dolores articulares.

Los fundamentos del Pilates y su importancia para la salud, el bienestar y la transformación física

El método Pilates debe su nombre a su creador, Joseph Hubertus Pilates, que fue un profesor y empresario alemán, nacionalizado estadounidense, nacido en 1883 y fallecido en 1967. La historia de Pilates es realmente fascinante: era un niño de constitución muy frágil, padecía asma y raquitismo y tenía unos músculos muy débiles. Un día, su médico de cabecera le regaló a Joseph un libro de anatomía y así empezó a estudiar detenidamente la estructura muscular del cuerpo humano. Paralelamente, Pilates se interesó por la filosofía oriental, como el zen y el yoga, y por los métodos de entrenamiento de los antiguos griegos y romanos. Según Joseph, de hecho, los antiguos atletas helenos habían logrado alcanzar el equilibrio perfecto entre cuerpo, mente y espíritu.

Joseph, a pesar de su delgadez física, llevaba dentro una gran determinación e ingenio, lo que le llevó a entrenarse duramente durante su adolescencia y llegar a los catorce años con un físico perfecto, digno de una estatua griega. Su cuerpo esculpido se consideraba tan bello que Joseph trabajó durante varios años como modelo para poses anatómicas y artísticas. Este grandioso cambio se produjo gracias a los ejercicios inventados por él, que también le llevaron a viajar por toda Inglaterra como acróbata de circo y entrenador de boxeo.

Sin embargo, la vida de Joseph volvió a cambiar de rumbo y, debido a la guerra, fue internado en un campo de concentración. Sin embargo, ni siquiera este acontecimiento debilitó su determinación y, paradójicamente, fue de este trauma de donde nació el método Pilates tal y como lo conocemos hoy. De hecho, empezó a idear ejercicios gimnásticos que pudieran practicarse en espacios muy reducidos, como los de una celda de prisión, y también se los enseñó a las demás personas internadas con él. Más tarde, fue trasladado a otra prisión donde trabajó como camillero y enfermero, para poder perfeccionar aún más su método y desarrollar ejercicios de rehabilitación que también podían practicarse tumbado para ayudar a los heridos encamados. Durante este tiempo, Pilates también ideó herramientas y máquinas con poleas para facilitar la práctica. Más tarde consiguió regresar a Alemania, donde le ofrecieron varios puestos de trabajo, pero al cabo de unos años dimitió por discrepancias políticas con el incipiente régimen nazi y se trasladó a Estados Unidos, donde alcanzó gran fama y su método fue conocido y apreciado por muchos gimnastas y bailarines.

Todos los principios de su método pueden derivarse de la historia personal de Joseph Pilates:

En primer lugar, la capacidad de transformación física, como la que tenía de niño. Después, la sencillez del método, inventado para ser practicado en cualquier situación, incluso las más extremas, como el encarcelamiento. Después, la determinación y la constancia que le guiaron a lo largo de toda su vida y, por último, la orientación hacia el bienestar psicofísico. De hecho, el método Pilates se basa en el antiguo concepto de "Mens sana in corpore sano", es decir, no sólo pretende entrenar el cuerpo como una mera "máquina", sino que lo asocia al control de la respiración, a la precisión de los movimientos y, por tanto, a la necesidad de una gran concentración mental. Esta concentración, sin embargo, no provoca fatiga ni malestar, sino que ayuda a la mente a relajarse y a "desprenderse" durante unos minutos de las tareas cotidianas, alcanzando la paz interior.

Por lo tanto, como experimentarás por ti mismo, el Pilates en la Pared es una práctica mucho más profunda de lo que comúnmente se piensa y puede convertirse en una verdadera forma de meditación que mejora el cuerpo, la mente y el espíritu.

Capítulo 1 ———————— LOS PRINCIPIOS DEL PILATES EN LA PARED

1.1. Los principios clave del Pilates en la pared para la transformación dirigida

Respiración y control del movimiento

Uno de los principios clave de Pilates está definitivamente relacionado con la respiración. Para que entiendas lo fundamental que es la respiración en esta práctica, basta con que te diga que algunos estudiosos llaman a Pilates "el ejercicio de la respiración".

Por lo tanto, para aprender a practicar bien Pilates, en primer lugar, es esencial aprender a respirar correctamente. La expresión "aprender a respirar" puede sonar extraña, ya que todos sabemos respirar y lo hacemos continuamente. El problema, sin embargo, es que siempre respiramos de forma "automática", es decir, sin tener conciencia de la actividad respiratoria y sin un verdadero control consciente de la respiración y de los músculos relacionados con ella.

Por lo tanto, aprender a respirar correctamente significa prestar atención a la respiración y adquirir gradualmente un control total sobre ella. Si aprendes a hacerlo, obtendrás grandes beneficios no sólo en la actividad física de Pilates, sino también en tu vida cotidiana. Por ejemplo, ¿has notado alguna vez que cuando sientes un fuerte enfado o estrés, el ritmo de tu respiración se vuelve más rápido, "corto" y sincopado? En esos momentos, si consigues no dejarte llevar por tus emociones y aprendes a llevar tu atención a tu respiración y así modificarla, lograrás automáticamente un cambio en tu estado de ánimo. De hecho, igual que la emoción cambia el ritmo de la respiración, a la inversa el ritmo de la respiración también cambia la emoción: si en una situación de estrés empiezas a hacer respiraciones muy largas y profundas, éstas calmarán todo tu cuerpo y la emoción de enfado o frustración disminuirá en intensidad.

En Pilates en la Pared, por tanto, no sólo es importante realizar correctamente los ejercicios físicos, sino que también es esencial acompañarlos de una respiración correcta. De hecho, si no se hace así, se corre el riesgo de sufrir dolores musculares, sobre todo en la zona del cuello. En el Pilates en la pared, en concreto, la respiración se denomina "completa" porque permite oxigenar todos los músculos del cuerpo y estabilizar la columna vertebral. Para realizar este tipo de respiración de la mejor manera posible, es necesario saber utilizar los músculos que amplían la capacidad pulmonar y alargan al máximo la columna vertebral. El músculo fundamental que realiza esta función es el diafragma, junto con los músculos intercostales y abdominales. El diafragma, en concreto, es un músculo del tórax en forma de "cúpula" situado aproximadamente tres dedos por encima del ombligo. Separa el tórax de la parte abdominal. La peculiaridad de este músculo es que cuando se contrae desciende hacia abajo, aumentando así el diámetro y la capacidad del tórax. Durante la respiración normal, el diafragma desciende alrededor de 1 o 2 centímetros, pero en la respiración profunda puede alcanzar hasta 10 cm.

Para respirar correctamente, por tanto, es necesario contraer el diafragma durante la fase de inspiración, es decir, la fase en la que el aire entra en los pulmones. Posteriormente, al expulsar el aire, es decir, en la fase de espiración, hay que relajar el músculo del diafragma, que se elevará y permitirá que los pulmones se vacíen por completo. La respiración profunda de Pilates también se denomina "tridimensional", ya que permite que la caja torácica se expanda en todas las direcciones: frontal, lateral y posterior. Si quieres comprobar que respiras correctamente, túmbate boca abajo sobre una esterilla. A continuación, coloca una mano sobre el pecho y la otra a la altura del ombligo.

Si estás haciendo correctamente la respiración profunda, al inhalar deberías sentir que todo tu torso se expande y se ensancha, a medida que tu vientre se hincha y empuja hacia tu esternón. Al exhalar, por el contrario, deberías sentir que las costillas y la caja torácica se encogen y que el vientre se deshincha y vuelve a empujar hacia dentro.

Alineación postural y conciencia corporal

Otro principio fundamental de Pilates es la "conciencia corporal". Este término se refiere a la capacidad de percibir el propio cuerpo hasta el más mínimo detalle y ser consciente de su posición exacta en todo momento. Tener una estrecha relación con el propio cuerpo es fundamental para cualquier deporte y más allá. Para ello, en primer lugar, hay que saber escuchar lo que nos comunica. Cada cuerpo es diferente y tiene su propio lenguaje, único e individual, con el que nos envía señales, peticiones o advertencias. Por lo tanto, aprender a entender el lenguaje de nuestro cuerpo significa comprender sus capacidades y limitaciones y, a continuación, respetarlas. Como verás en los siguientes capítulos, uno de los objetivos de Pilates es también superar los propios límites físicos, pero con el máximo respeto por uno mismo y, por tanto, con calma y conciencia.

Para tomar conciencia del propio cuerpo, hay que mantener la atención en cada parte de este durante toda la práctica de Pilates. Por ejemplo, mientras se realizan los ejercicios, es importante detenerse de vez en cuando y recorrer mentalmente el cuerpo de la cabeza a los pies. A continuación, hay que centrar la atención en la cabeza, su posición e inclinación. A continuación, ponga su atención en los hombros y en la posición precisa de los brazos y las manos. A continuación, desplace la atención mental más abajo para ser consciente del torso y la posición de la pelvis. Por último, presta atención a las piernas y los pies. De este modo, se adquiere una "visión" mental y consciente de todo el cuerpo y de su postura en el espacio, y así se pueden corregir las partes que no estén alineadas.

Los principios básicos de una postura correcta y alineada son los siguientes:

◈ La cabeza debe estar siempre centrada entre los hombros, sin ninguna inclinación particular. El mentón debe estar ligeramente retraído e inclinado hacia el pecho. Los ojos deben estar dirigidos hacia delante.

◈ Los hombros deben estar alineados horizontalmente, lo más relajados y rectos posibles, es decir, no deben estar demasiado inclinados hacia delante ni "encorvados".

◈ La columna vertebral debe estar recta y no doblada hacia los lados. Debe mantener su curvatura natural en forma de S en la medida de lo posible.

◈ El abdomen debe estar relajado, pero ligeramente retraído hacia dentro, sin contraer los músculos abdominales.

◈ Del mismo modo, los glúteos deben estar siempre ligeramente contraídos para sostener la columna vertebral y mantener la pelvis en una posición neutral, pero al mismo tiempo deben estar relajados y no demasiado tensos.

◈ Por último, las rodillas deben estar alineadas con los pies y no sobresalir demasiado hacia fuera o hacia dentro, al igual que los pies deben colocarse siempre paralelos entre sí y, si se apoyan en el suelo, el peso del cuerpo debe distribuirse uniformemente por toda la superficie del pie, desde el talón, pasando por la planta, hasta los cinco dedos.

Con la práctica constante y prestando atención a estos detalles durante la práctica, adquirirás muy rápidamente una buena conciencia corporal y mantendrás así una postura correcta y alineada en todo momento.

Fluidez y precisión en los movimientos

El tercer principio clave de Pilates surge de forma natural y espontánea cuando se aplican correctamente los otros dos principios. El control correcto de la respiración y la atención consciente a la propia postura conducen gradualmente a movimientos precisos, regulares y ordenados en el espacio. Esta fluidez aumenta a medida que la práctica de Pilates se hace más fácil y fluida.

Con el tiempo, los músculos se vuelven más sueltos y relajados y los movimientos más lentos y precisos. Si practicas Pilates de la forma correcta, es decir, acompañando con fluidez los movimientos del cuerpo con las fases de respiración, también conseguirás una serie de resultados.

La primera de ellas es una mayor tonicidad de los músculos y lo que en la jerga se conoce como la "Power House", es decir, todos los músculos del tronco y más allá, como el abdomen, los glúteos, los aductores o los lumbares. La zona Power House es fundamental para practicar una correcta respiración profunda y tridimensional. Estos músculos, de hecho, son los que sostienen toda la estructura corporal, permitiéndonos mantener una postura correcta, una excelente alineación esquelética y, en consecuencia, una marcha correcta y una precisión en el equilibrio del centro de gravedad del cuerpo.

La práctica constante de Pilates, por tanto, se traduce en una mayor capacidad de coordinación del sistema nervioso en poco tiempo, junto con una mejora de la respiración, la elasticidad muscular y cardiovascular, y una fluidez general del movimiento. Por último, el ejercicio constante mejora la capacidad de concentración, no sólo durante el ejercicio, sino en general en la vida cotidiana.

Capítulo 2————————PREPARACIÓN PARA EL RETO DE 28 DÍAS

2.1. Evaluar el nivel de forma física actual y fijar objetivos realistas

El mundo del fitness es muy amplio y engloba a muchos tipos diferentes de personas, cada una con sus propios objetivos. Algunas personas, por ejemplo, se acercan al fitness para desarrollar una gran masa muscular o un físico perfecto, otras para recuperar la forma tras un periodo de reposo, otras para mantener su nivel físico actual sin que empeore o, por último, otras utilizan el fitness como forma de rehabilitación tras acontecimientos traumáticos a nivel muscular o físico.

Sea cual sea su propósito al acercarse al fitness y, en particular, al mundo del Pilates en la pared, es esencial saber cómo conseguir los resultados que desea. El primer punto de partida, por supuesto, es definir uno o varios objetivos. Estos objetivos pueden variar desde la pérdida de peso, la tonificación o el desarrollo muscular, hasta la mejora de la flexibilidad o la resistencia, o simplemente el mantenimiento de una vida lo más saludable posible.

Establecer objetivos es crucial porque proporcionan una meta final a su entrenamiento y, por lo tanto, indican una dirección precisa y lo más ordenada posible. Establecer objetivos precisos ayuda a convertir el entrenamiento en un hábito positivo y una rutina saludable. Los objetivos también ayudan a quienes los fijan a asumir responsabilidades, manteniendo una mentalidad positiva, constante y orientada hacia el futuro y la mejora.

Existen reglas precisas y racionales para fijar objetivos de forma física. No hay que actuar impulsivamente, sino seguir reglas estudiadas y elaboradas por expertos en la materia. La regla general establece que un objetivo de forma física debe ser "S.M.A.R.T.". Esta palabra es un acrónimo, lo que significa que cada letra corresponde a otra palabra, y ahora te mostraré con más detalle lo que significa.

De hecho, las letras S.M.A.R.T. están asociadas a cinco palabras inglesas: Specific, Measurable, Achievable, Relevant y Time-Based (Específico, Mensurable, Alcanzable, Relevante y Basado en el tiempo).

Específico

Un objetivo, para ser eficaz, debe ser lo más específico posible. Por ejemplo, si quiere perder peso, no debe fijarse el objetivo "Quiero perder peso", ya que es demasiado general y vago. Es mucho mejor fijarse el objetivo "quiero perder X kilos". De este modo, establecerá su objetivo de forma específica y racional, y le resultará más fácil conseguirlo.

Mensurable

La segunda característica que debe tener su objetivo, para ser realmente eficaz, es ser "mensurable". Si utilizamos el ejemplo anterior, además de decir "quiero perder X kilos", también deberías definir específicamente el plazo en el que te gustaría perder esos kilos. Por ejemplo, debe decir "Quiero perder X kilos en Y días". Si, por el contrario, te quedas vago en cuanto al tiempo, no podrás decir que has alcanzado tu objetivo y tampoco podrás planificar un plan de entrenamiento racional, eficaz y duradero.

Alcanzable

La tercera característica importante de un objetivo es que sea realista y objetivamente alcanzable. Por ejemplo, sería completamente inútil decir "quiero perder 50 kilos en una semana", ya que es prácticamente imposible conseguirlo. Esto no sólo es inútil, sino también perjudicial, ya que el hecho casi seguro de no alcanzar el objetivo puede crear decepción y abatimiento.

Relevante

Además, el objetivo debe ser realmente importante para la persona que lo fija. Esto también puede parecer trivial, pero no lo es. A veces, de hecho, estamos sujetos a "deseos inducidos", es decir, creemos que queremos cosas que en realidad no queremos. Por ejemplo, a todos nos gustaría adelgazar o tener una determinada forma física, pero ¿cuántos de nosotros lo deseamos realmente y estamos dispuestos a sacrificarnos y esforzarnos de verdad para conseguirlo?

Quizá perder peso, en la vida de algunas personas, no sea realmente tan importante y pase a un segundo plano frente a otros objetivos más relevantes, quizá desde el punto de vista laboral o emocional. Para saber si un objetivo es realmente relevante, sólo hay que preguntarse "¿qué estoy dispuesto a sacrificar para conseguirlo?" Cuantas más cosas o tiempo se estén dispuesto a sacrificar, más importante será el objetivo.

Basado en el tiempo

Como ya se ha explicado en parte, es importante que el objetivo se base en un plan temporal preciso y lo más planificado o programable posible. Tanto si se trata de un objetivo a largo como a corto plazo, debe cuantificarse con precisión, de modo que pueda definirse una hoja de ruta gradual y precisa, compuesta por objetivos a largo y a corto plazo.

2.2. Preparación mental y física para el Reto de 28 días

¿Cuántas veces has decidido empezar a hacer fitness, quizás siguiendo vídeos online, pero no has conseguido seguir y practicar los ejercicios correctamente?

¿Cuántas veces has pensado "a partir de ahora entrenaré todos los días", pero al poco tiempo algo salió mal y dejaste de entrenar?

¿Cuántas veces te has apuntado a un gimnasio, pero sólo has podido asistir los dos primeros meses y luego lo has dejado?

Si te ha pasado... ¡no te preocupes! Son sucesos normales que le ocurren a mucha gente diferente. El problema de no encontrar el tiempo, las ganas o las intenciones de seguir entrenando con constancia es común incluso entre los deportistas más experimentados. Sin embargo, también existe una solución sencilla y eficaz.

Hay varias causas que conducen al fracaso de los planes de entrenamiento. La primera de ellas es siempre la falta de un objetivo realmente útil y eficaz. Como ya te mostré en el capítulo anterior, si un objetivo no es realmente S.M.A.R.T. está condenado al fracaso y a veces puede incluso causar más daño que beneficio, aumentando el desánimo y la desilusión.

Por eso he decidido presentarle en este libro el "Reto de 28 días". De hecho, el objetivo de este reto es crear un entrenamiento lo más regular posible, para que se convierta rápidamente en un hábito. De hecho, convertir el entrenamiento en una rutina es el secreto para evitar el fracaso o el final prematuro. Si el entrenamiento se convierte en un hábito fijo, de hecho, casi "olvidas" que tienes que hacerlo, es decir, ya no lo percibes como un deber o una tarea que hay que evitar, sino que se convierte en parte integrante de tu día y lo practicas de forma ligera, armoniosa y automática, sin encontrar excusas para evitarlo.

El reto de los 28 días es especialmente eficaz porque consiste en entrenamientos muy cortos, de un máximo de 15 minutos, compuestos por unos pocos ejercicios sencillos y al alcance de todos. Para realizar estos ejercicios, además, no necesitas aparatos complicados ni procedimientos especiales, todo lo que necesitas es una esterilla de ejercicios o de yoga y colocarla cerca de una pared en casa, como veremos más adelante. Con el paso del tiempo, puedes utilizar herramientas para mejorar tu práctica, pero siempre serán opcionales.

Los entrenamientos que llevará a cabo durante estos 28 días también tendrán una intensidad creciente. De este modo, la carga de trabajo aumentará gradualmente, para que la transición de un entrenamiento ligero a otro más intenso sea lo más suave posible. Otro gran problema para quienes entrenan de forma incorrecta es, de hecho, el de aumentar repentinamente la carga de trabajo. Esto también puede provocar graves problemas musculares y, además, el cuerpo estará demasiado cansado y dolorido en los días posteriores al entrenamiento, por lo que existirá una fuerte tentación de abandonar el entrenamiento por completo.

Además, incluso el número 28 días no es en absoluto aleatorio. De hecho, tiene varios significados: 28 días, o 4 semanas, es el tiempo necesario para crear un hábito en nuestras vidas. Varios estudios han demostrado que, si repites una acción a diario al cabo de 28 días, se convertirá en un hábito, es decir, una acción que realizas de forma automática y repetitiva, sin tener que pensar más en ella. Hay que tener cuidado, ya que un hábito puede ser tanto saludable como insano. Incluso fumar un cigarrillo al día durante 28 días crea el hábito y, por tanto, el "vicio" de fumar. Del mismo modo, comer demasiados dulces durante 28 días crea el hábito de una dieta poco saludable. El objetivo de este reto, sin embargo, es crear el hábito de hacer Pilates en la Pared todos los días, convirtiéndolo en una parte integral de la rutina diaria.

Por último, el ciclo de 28 días está especialmente relacionado con la vida de las mujeres. En efecto, se trata de un "ciclo lunar", es decir, el tiempo que tarda la luna en completar todas sus fases, desde la Luna Nueva (o "Luna Negra"), pasando por la Luna Creciente y culminando, al cabo de 14 días, en la Luna Llena, antes de pasar a la fase de Luna Menguante y volver de nuevo en el momento de la Luna Nueva, al final de los 28 días. Este ciclo está relacionado con el mundo femenino de muchas maneras, como sabes y puedes imaginar, y por ello es especialmente adecuado como periodo de formación para las mujeres.

2.3. Crear un espacio y un ambiente ideales para los ejercicios de pared

Ahora que ya conoces todas las características del Reto 28 Días, es el momento de adoptar la actitud mental y física adecuada para afrontarlo. Conocer todas sus características es un factor muy importante y te permitirá afrontarlo de la mejor manera posible. Como has visto, si te marcas objetivos demasiado vagos y sin un plazo concreto, corres el riesgo de abandonar el entrenamiento al poco tiempo. En cambio, si te planteas desde el principio la perspectiva de los 28 días, empezarás a trabajar con una perspectiva temporal precisa y planificada, por lo que te comprometerás desde el principio a realizar el ejercicio durante al menos 28 días. De hecho, lo más importante es poder practicar durante este periodo, para que se forme un hábito saludable. Al cabo de este tiempo, te sorprenderá cómo los ejercicios se convertirán en parte integrante de tu día a día y cómo serás capaz de hacerlos sin apenas pensar ya en ellos y sin verlos como un esfuerzo o un compromiso insuperables.

Por lo tanto, es esencial ponerse en el estado de ánimo adecuado y hacer un esfuerzo especial durante estas primeras cuatro semanas. Como explicaré en los próximos capítulos, durante este periodo también habrá variaciones en el entrenamiento, con varias fases marcadas por un aumento de la intensidad. Esto también es un factor muy útil para progresar sin problemas y no demasiado rápido, de modo que tu entusiasmo por el entrenamiento aumente en lugar de estropearse.

La mentalidad de partida debe ser, por tanto, comprometerse durante cuatro semanas, es decir, 28 días. No hay que pensar inmediatamente en hacer Pilates "para siempre", ya que sería un objetivo demasiado vago y además poco realista, pues nadie puede estar seguro de poder hacer una cosa durante el resto de su vida. Por lo tanto, es mucho mejor fijarse objetivos temporales más cercanos y realistas, y luego abordarlos de uno en uno. Una vez transcurridos los 28 días, podrá decidir si continúa con un nuevo reto durante otros 28 días. Su elección también se derivará de los resultados que habrá obtenido con esta práctica, pero casi seguro que serán tan evidentes que no tendrá dudas sobre si continuar o no por este camino.

El mejor comienzo del reto de los 28 días requiere no sólo una actitud mental adecuada, sino también disponer de un lugar apropiado para practicarlo. Este factor, de hecho, también es muy decisivo en el resultado final y, por lo tanto, no debe descuidarse, sino elegirse con cuidado. De hecho, es importante intentar practicar el mayor tiempo posible en el mismo lugar. Esto también influirá positivamente en la creación del hábito. De hecho, entrenar siempre en el mismo espacio crea una especie de "ritual" que pronto se convertirá en una rutina diaria.

La sala para practicar Pilates en la pared sólo debe tener algunas características esenciales y no necesita mucho. Todo lo que necesitas para practicar es una esterilla y una pared desnuda en la que puedas apoyar las manos o los pies. La habitación también debe ser silenciosa y tranquila, y debes asegurarte de que no te molesten durante toda la práctica. Por eso es mejor elegir una habitación privada donde puedas cerrar la puerta y saber que puedes estar solo durante media hora.

En el Pilates en la pared, sin embargo, no hay reglas rígidas, sino que lo que te doy son sólo pautas generales que puedes modificar según tus necesidades y deseos. Por ejemplo, si no puedes practicar siempre en el mismo lugar, puedes elegir dos o tres lugares diferentes, en función de tu horario. Para algunas personas también es mejor practicar en silencio, ya que así pueden concentrarse mejor en el ritmo de su respiración y coordinarlo con el ritmo de los ejercicios. Otros prefieren practicar escuchando música relajante, que favorece la relajación, o música enérgica para acompañar los ejercicios musculares más agotadores.

Así que elige el espacio y el ambiente que mejor se adapten a tu forma de ser. Esto será fundamental para vivir el entrenamiento diario también como un momento de íntima introspección y conocimiento de ti mismo, de tu cuerpo y de tu interior. Estos minutos de Pilates pueden suponer para ti un descanso de tu caótica vida cotidiana, que casi con toda seguridad es una fuente considerable de estrés psicológico. Con la ayuda de Pilates podrás descargar estas energías negativas y recargarte con otras más positivas, ¡y así volver a empezar en tu mejor momento y con más ganas!

Capítulo 3--------EJERCICIOS BÁSICOS EN LA PARED PARA INICIAR LA TRANSFORMACIÓN

3.1. Back Extension (Extensión de la Espalda)

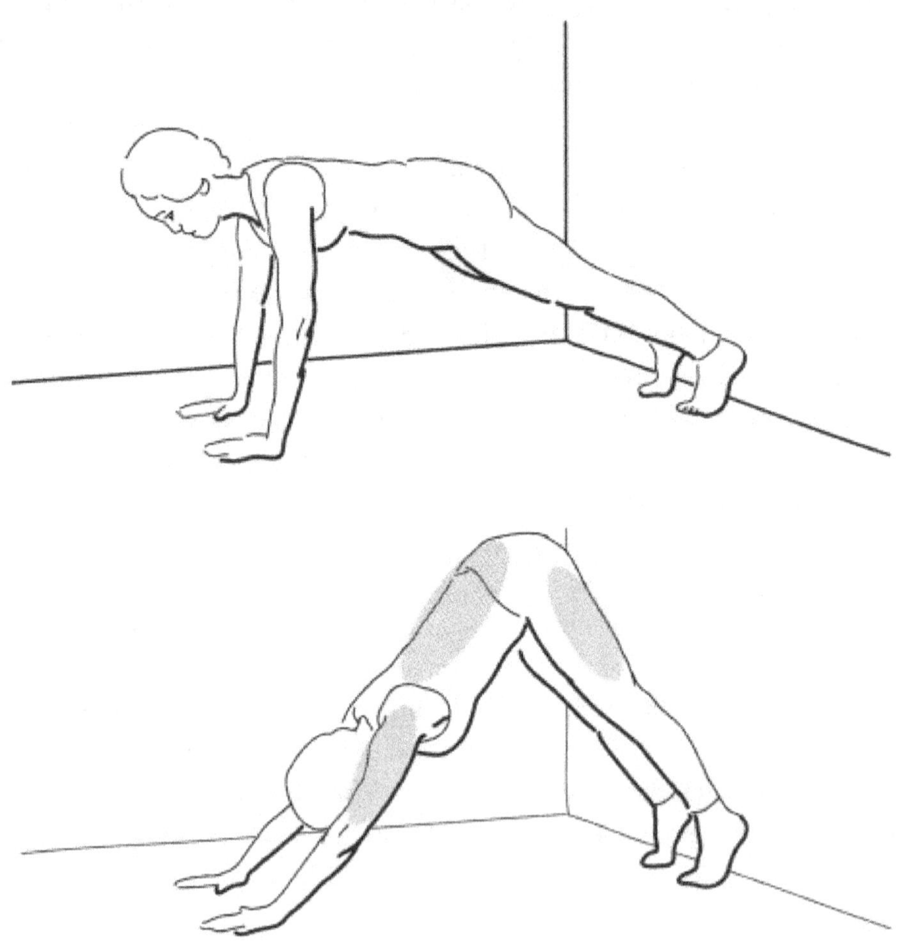

Cómo realizar el ejercicio:

Colócate en posición de "flexión de brazos" con los talones contra la pared y los brazos estirados, luego levanta la pelvis hacia arriba, empujando con los brazos y las piernas y estirándolos al máximo.

Músculos implicados:

Este ejercicio sirve para estirar los músculos de los brazos: tríceps y bíceps, los de las piernas: bíceps femoral, y los de la espalda: trapecios y dorsales.

3.2. Wall Roll Down (Enrollamiento en la Pared)

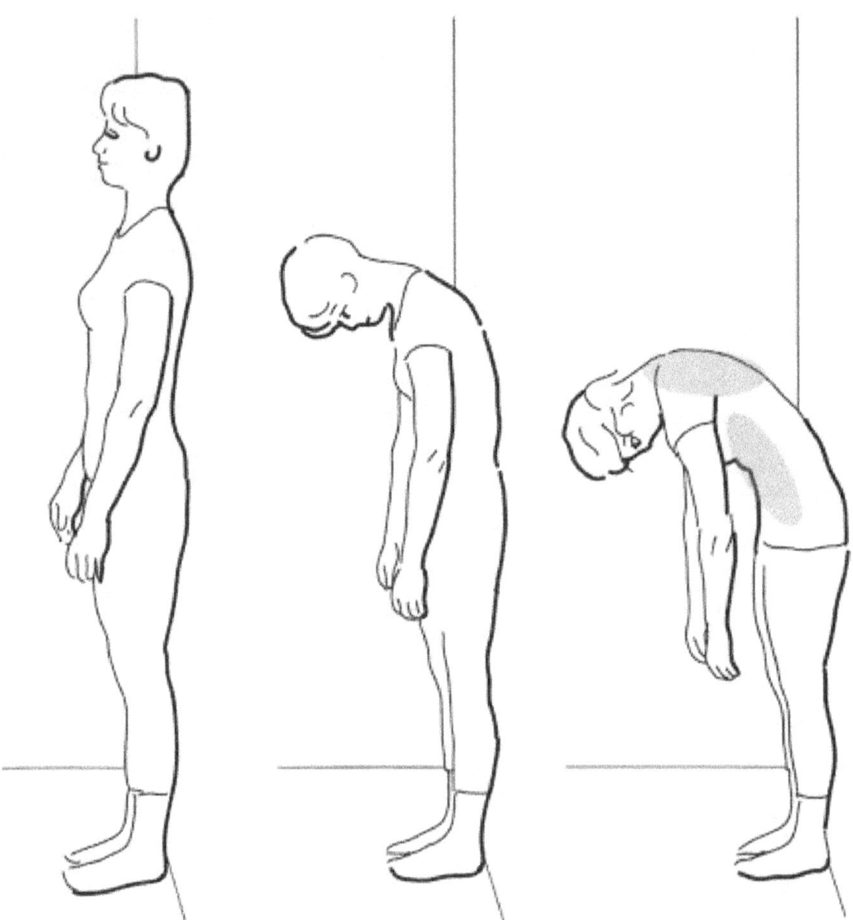

Cómo realizar el ejercicio:

Empiece en posición erguida, con la espalda y la cabeza completamente pegadas a la pared y las piernas ligeramente flexionadas. Inspire profundamente y expanda la caja torácica. Al exhalar, baje la cabeza y estire las vértebras, descendiendo todo lo posible hasta que la nariz esté a la altura del ombligo. Relaje los músculos del cuello y los brazos durante el ejercicio.

Músculos implicados:

Relajación de todas las vértebras y músculos de la espalda. Contracción de los músculos abdominales.

3.3. Wall Roll Up (Levantar la espalda en la Pared)

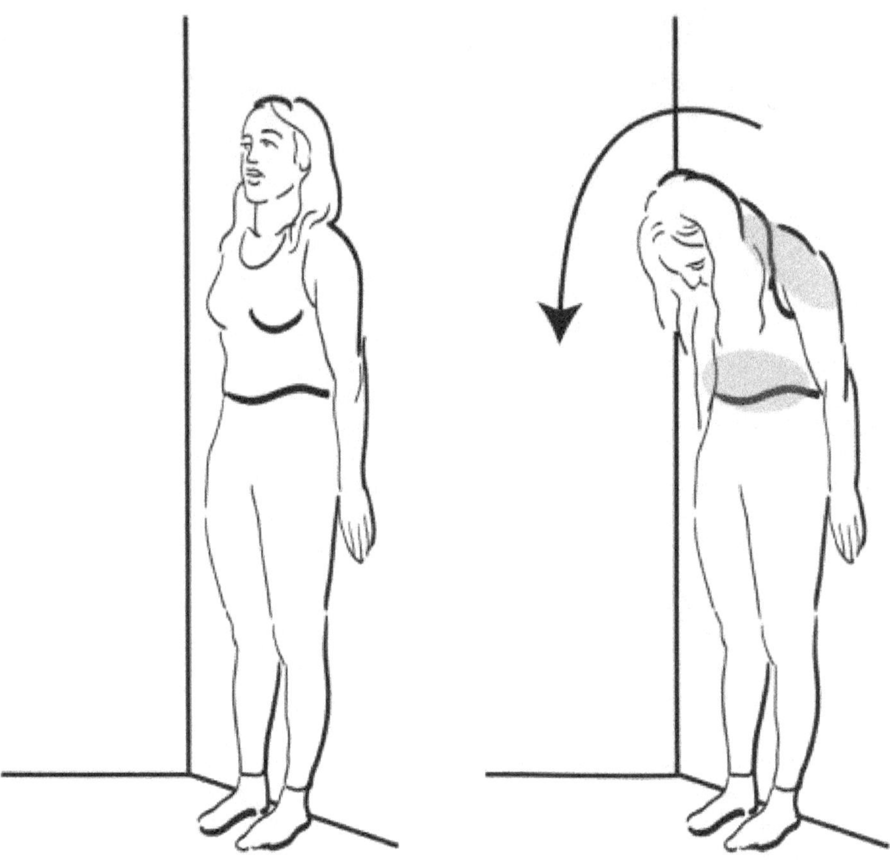

Cómo realizar el ejercicio:

Colóquese erguido, con la espalda y los brazos en contacto con la pared y las piernas ligeramente flexionadas. Inhala y luego exhala inclinándote ligeramente hacia delante, contrayendo los músculos abdominales.

Músculos implicados:

Este ejercicio sirve para estimular los músculos abdominales, en particular los de la parte superior del abdomen y los de la espalda, como el trapecio.

3.4. Wall Push-Up (Flexiones en la Pared)

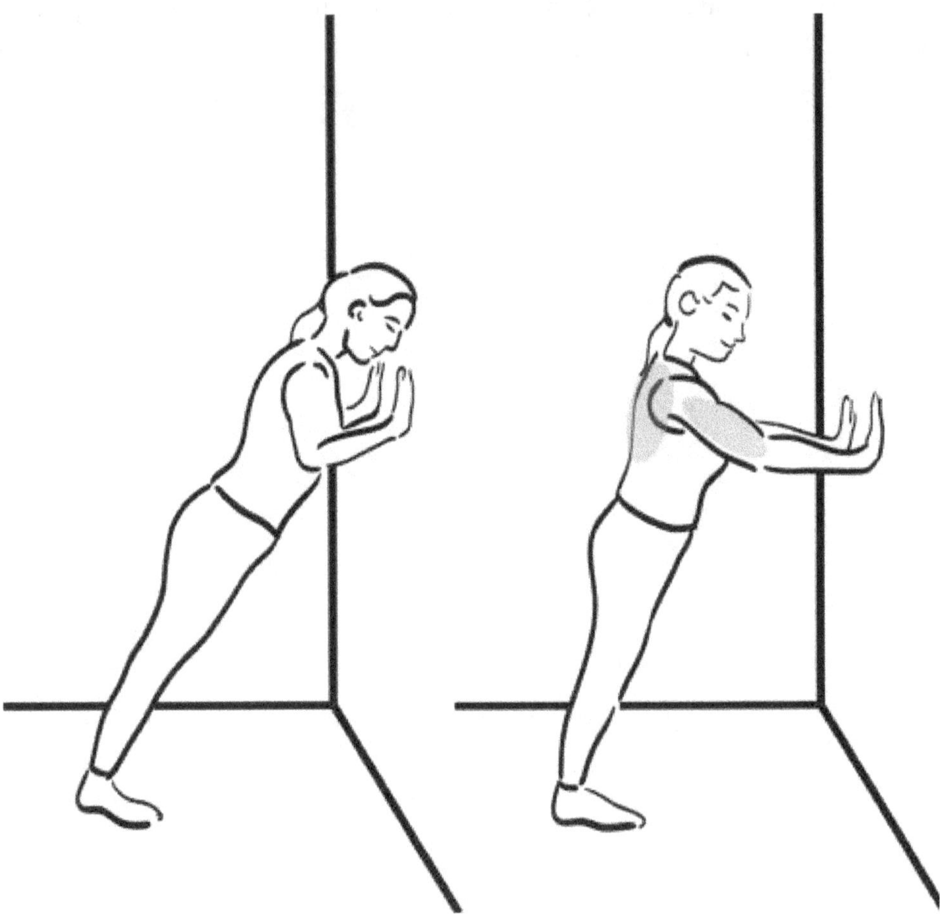

Cómo realizar el ejercicio:

Coloque las manos en la pared y los pies en el suelo. Inclínese hacia delante hasta que la cabeza toque la pared. Exhalando, empuje con los brazos y levántese de la pared hasta que los brazos estén casi completamente extendidos.

Músculos implicados:

Este ejercicio es la contrapartida de las flexiones en el suelo e implica a todos los músculos de los brazos, como los bíceps y los tríceps, y también de la espalda y los hombros, como los deltoides y los trapecios. Por último, también entrena los pectorales y los músculos oblicuos por encima de las costillas.

3.5. Wall Squats (Squats en la Pared)

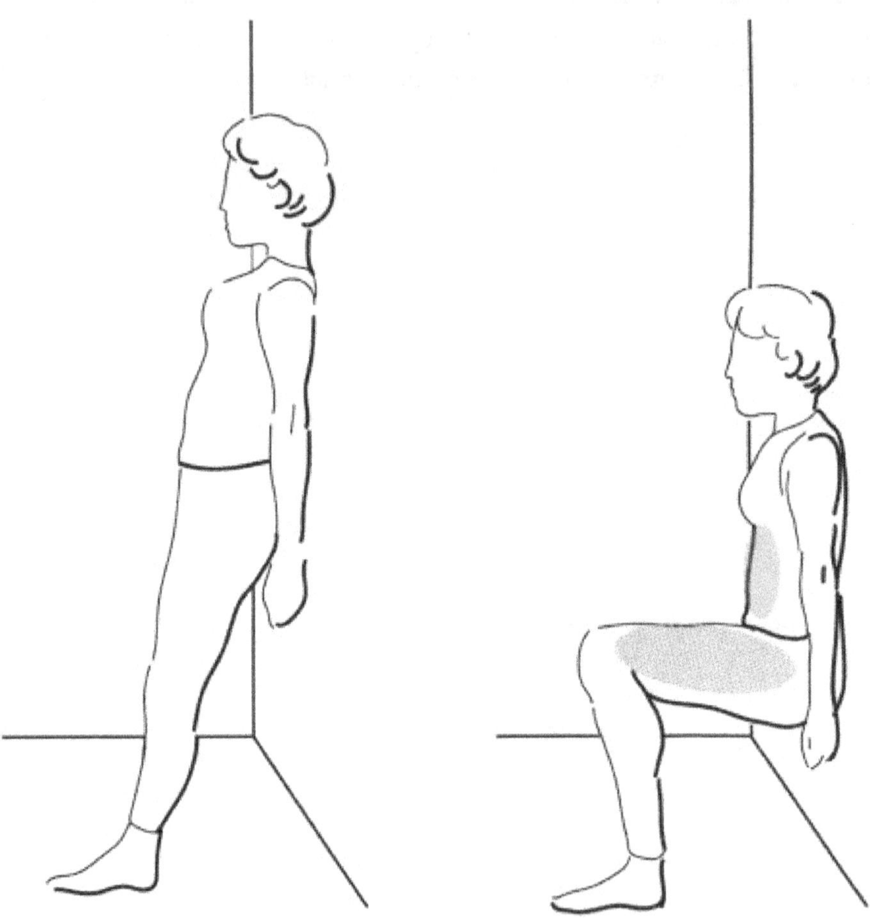

Cómo realizar el ejercicio:

Colóquese de pie con la espalda y los brazos contra la pared y las piernas separadas de ésta. Inhala, flexiona las rodillas y usa las piernas para empujar la espalda contra la pared. Baja hasta que los muslos queden paralelos al suelo y exhala para volver a la posición inicial.

Músculos implicados:

Las sentadillas de pared entrenan los músculos de los muslos, como los aductores y los cuádriceps, junto con los glúteos y los abdominales inferiores.

3.6. Wall Side Bend (Flexión lateral del torso en la Pared)

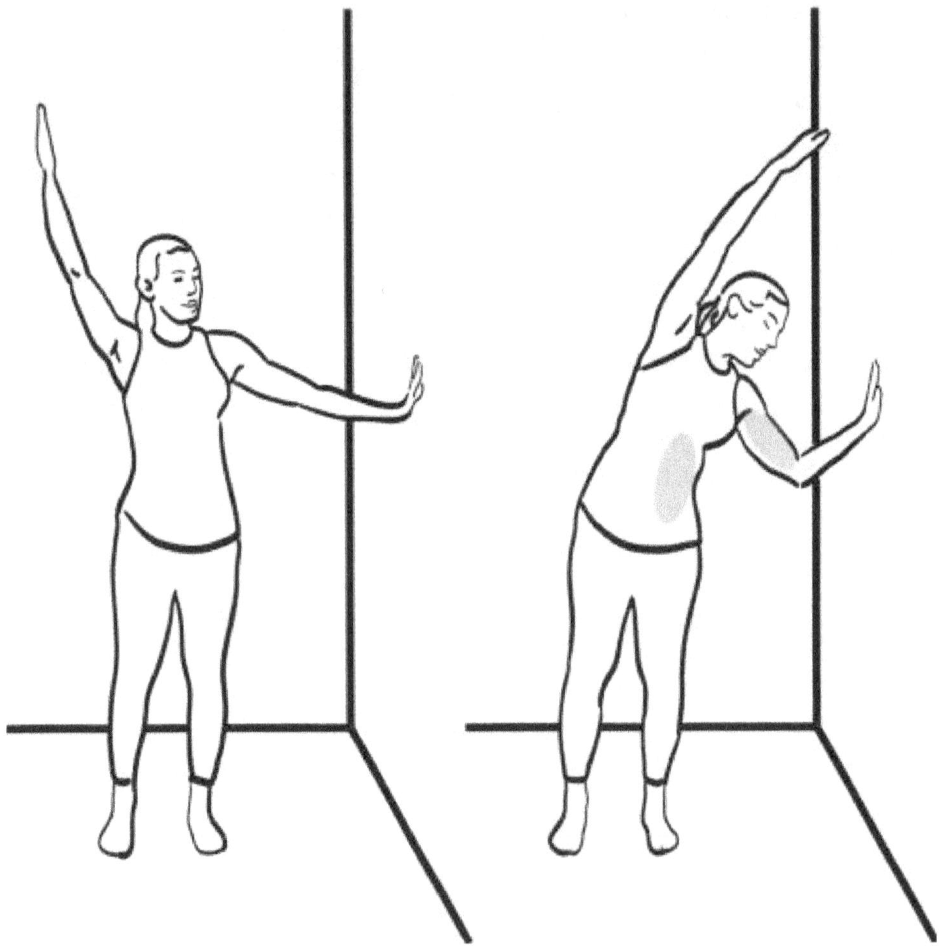

Cómo realizar el ejercicio:

Colócate de lado a la pared, con una mano apoyada en ella y las piernas ligeramente separadas. Mantén el otro brazo estirado por encima de ti y acércalo a la pared, inclinándote hacia un lado y manteniendo la espalda recta y alineada con el resto del cuerpo. A continuación, repítelo en el otro lado.

Músculos implicados:

Este ejercicio entrena los músculos de los brazos, bíceps y tríceps, y los abdominales laterales y oblicuos, situados por encima de las costillas.

3.7. Wall Chest Press (Press de pecho en la Pared)

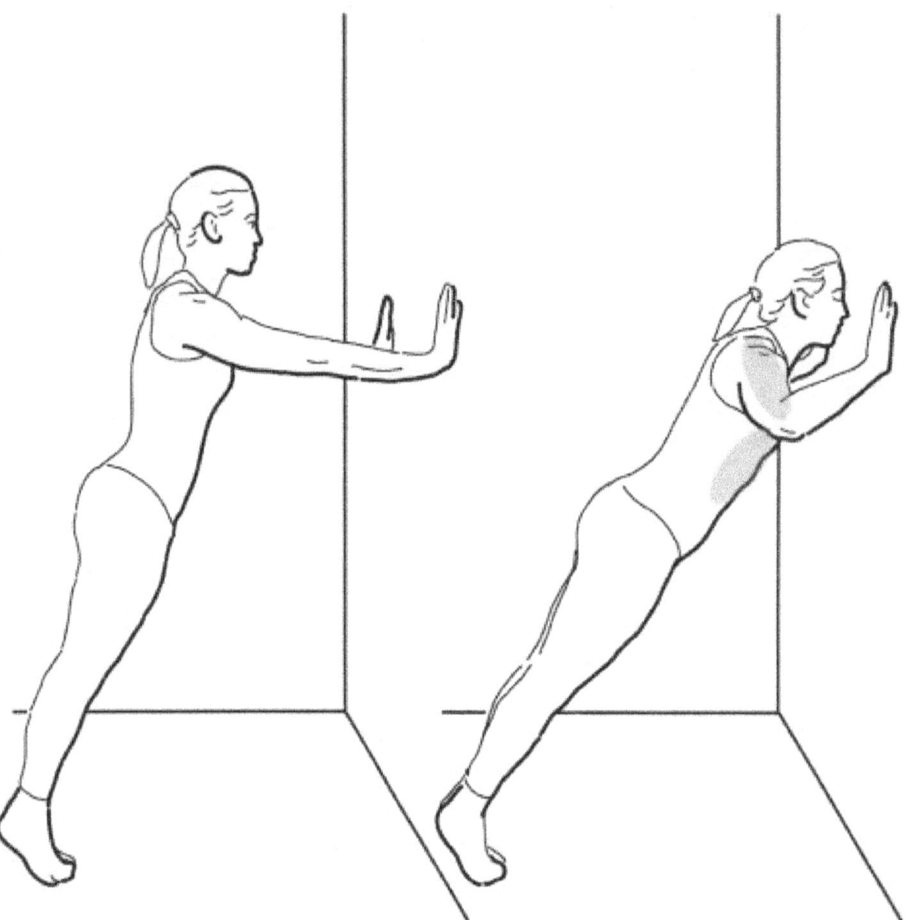

Cómo realizar el ejercicio:

Colóquese de pie frente a la pared y apoye las manos en ella de forma que queden separadas al menos una palma de la anchura de los hombros. Exhalando, inclínese hacia delante hasta que la frente toque la pared.

Músculos implicados:

En este ejercicio, las manos deben mantenerse más separadas que en las flexiones normales. Así se entrenan más los músculos pectorales y los de los brazos.

3.8. Wall Triceps Dip (Flexiones de tríceps en la Pared)

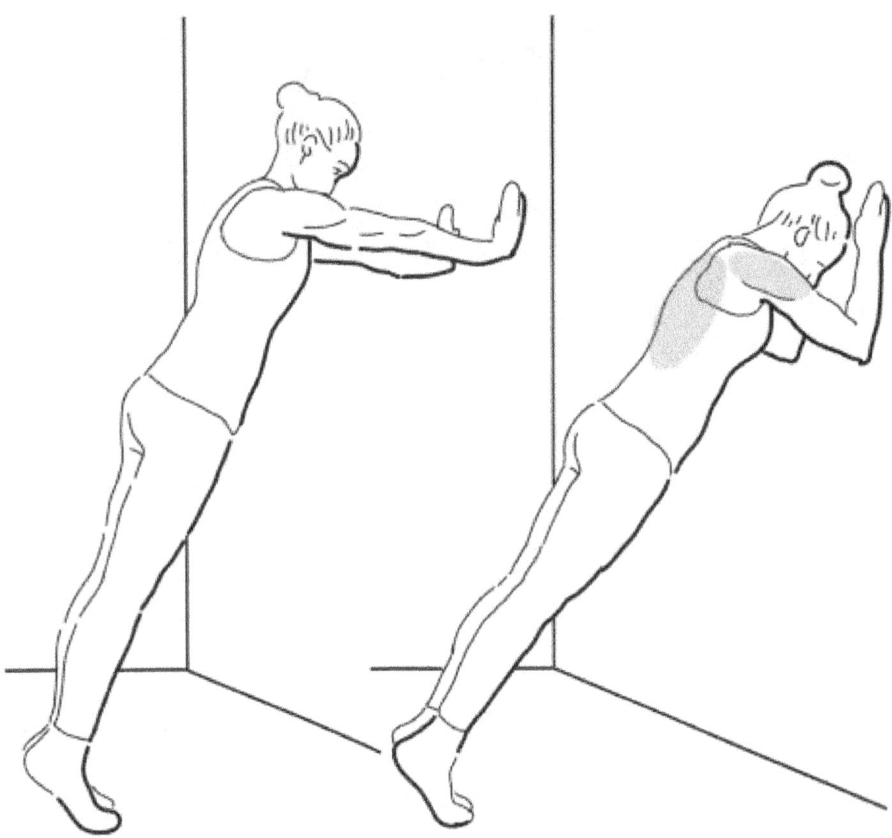

Cómo realizar el ejercicio:

Como en el ejercicio anterior, colóquese de cara a la pared con las manos apoyadas en ella y las piernas ligeramente separadas. Al exhalar, flexiona los brazos y esta vez estira los antebrazos para tocar la pared.

Músculos implicados:

Esta versión alternativa de las Flexiones de pared entrena más los músculos tríceps de los brazos y los hombros.

3.9. Wall Leg Circles (Círculos con Piernas en la Pared)

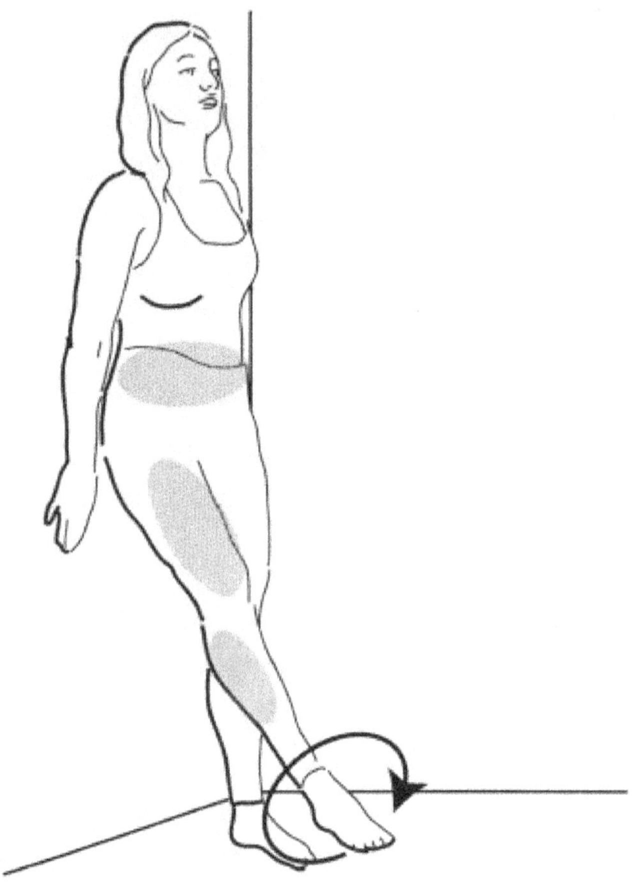

Cómo realizar el ejercicio:

Colóquese de pie con la espalda y los brazos completamente pegados a la pared y las piernas ligeramente separadas y apoyadas en el suelo. A continuación, levanta una pierna y extiéndela hasta la punta del pie. A continuación, gírela dibujando pequeños círculos en el aire. A continuación, repite el ejercicio con la otra pierna.

Músculos implicados:

Este ejercicio implica a todos los músculos de las piernas: gemelos, isquiotibiales, cuádriceps y aductores, junto con los glúteos y los abdominales inferiores y medios.

3.10. Wall Abdominal Crunches (Abdominales en la Pared)

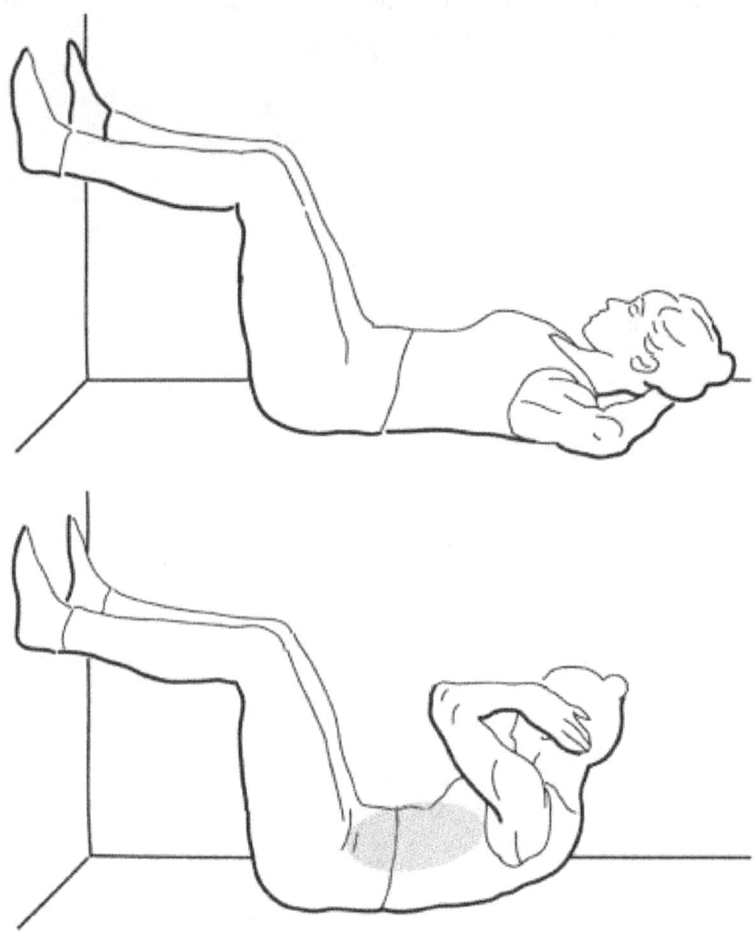

Cómo realizar el ejercicio:

Túmbate de cara a la pared con la espalda apoyada en el suelo y las palmas de las manos apoyadas en la pared. Mantenga las manos detrás de la cabeza y, al exhalar, contraiga los abdominales y levante la parte superior del cuerpo. Intente permanecer lo más recto posible y con el cuerpo en eje, sin encorvarse ni doblar el cuello.

Músculos implicados:

Este ejercicio tiene por objeto estimular todos los músculos abdominales, inferiores, medios, superiores y oblicuos.

3.11. Wall Calf Raises (Elevaciones de pantorrilla en la Pared)

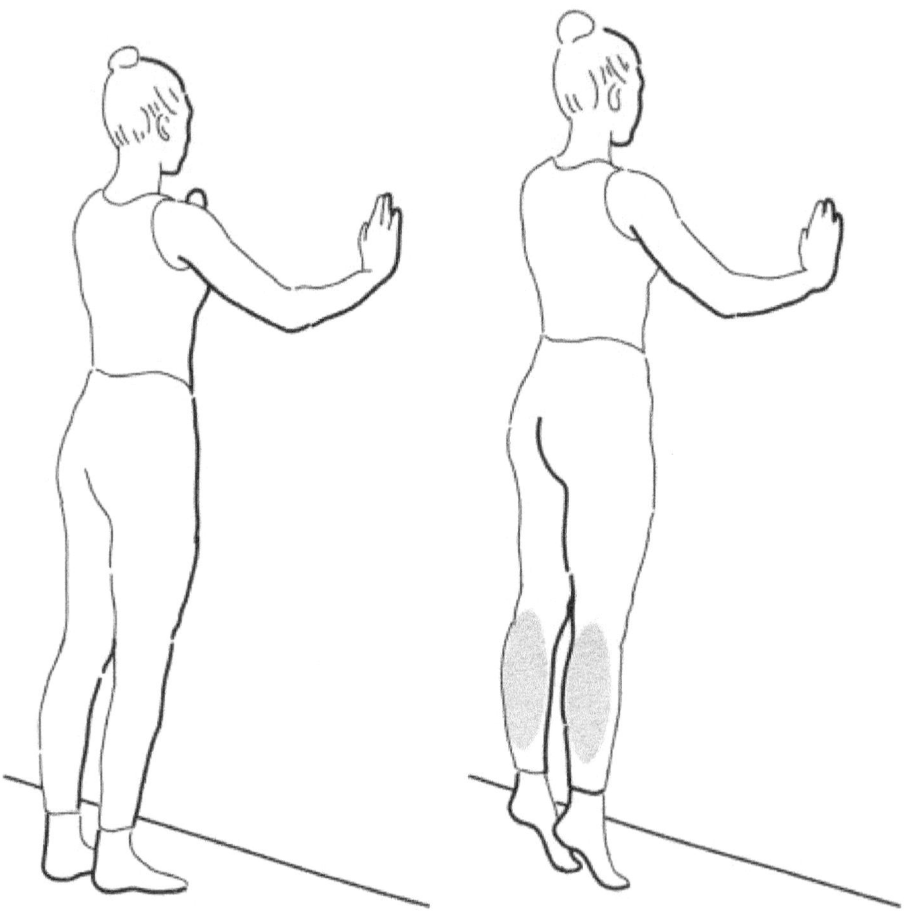

Cómo realizar el ejercicio:

De pie, con el torso de cara a la pared y las piernas ligeramente separadas, apoye las manos en la pared. Exhalando, levanta los talones y ponte de puntillas, apoyando las manos contra la pared.

Músculos implicados:

Este ejercicio es específico para entrenar la zona de la pantorrilla y también para fortalecer los músculos del tobillo y la rodilla para una mayor estabilidad.

3.12. Wall Lunge (Estocada en la Pared)

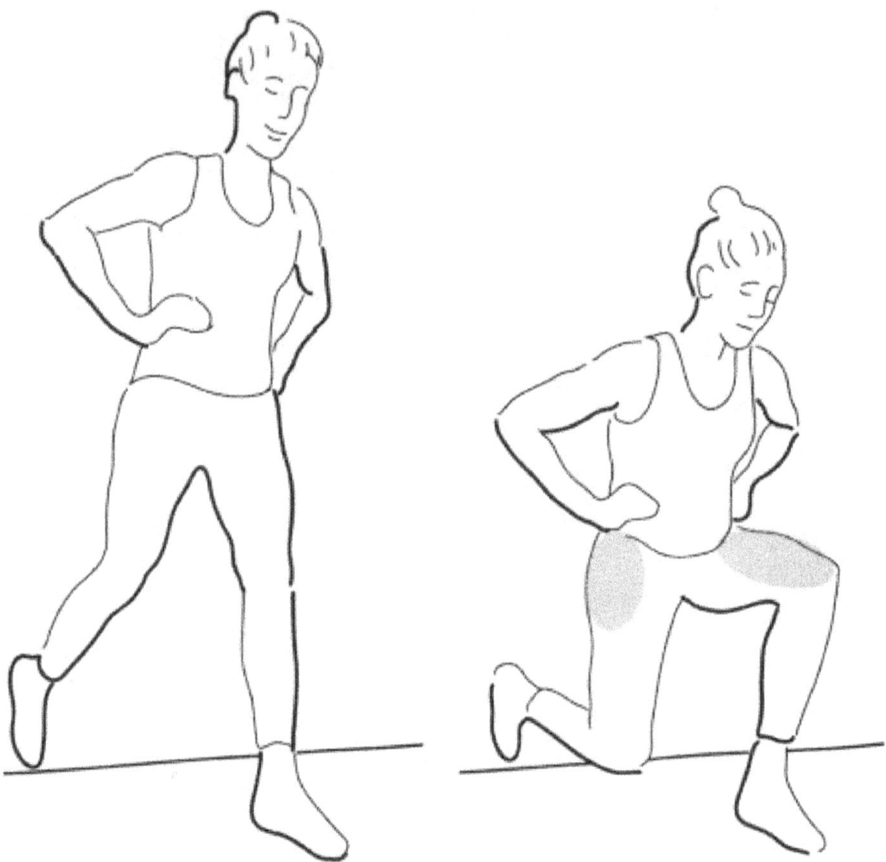

Cómo realizar el ejercicio:

Colóquese erguido, con la espalda pegada a la pared y una pierna adelantada con respecto a la otra. Apoye la planta del pie de la pierna más atrasada en la pared. Al espirar, doble las rodillas hasta que la rodilla de la pierna delantera esté a un palmo del suelo. Mantenga los brazos a los lados y la espalda lo más recta posible.

Músculos implicados:

Este ejercicio entrena los músculos de los muslos, como los cuádriceps, los aductores y los glúteos.

3.13. Wall Scissors (Tijeras en la Pared)

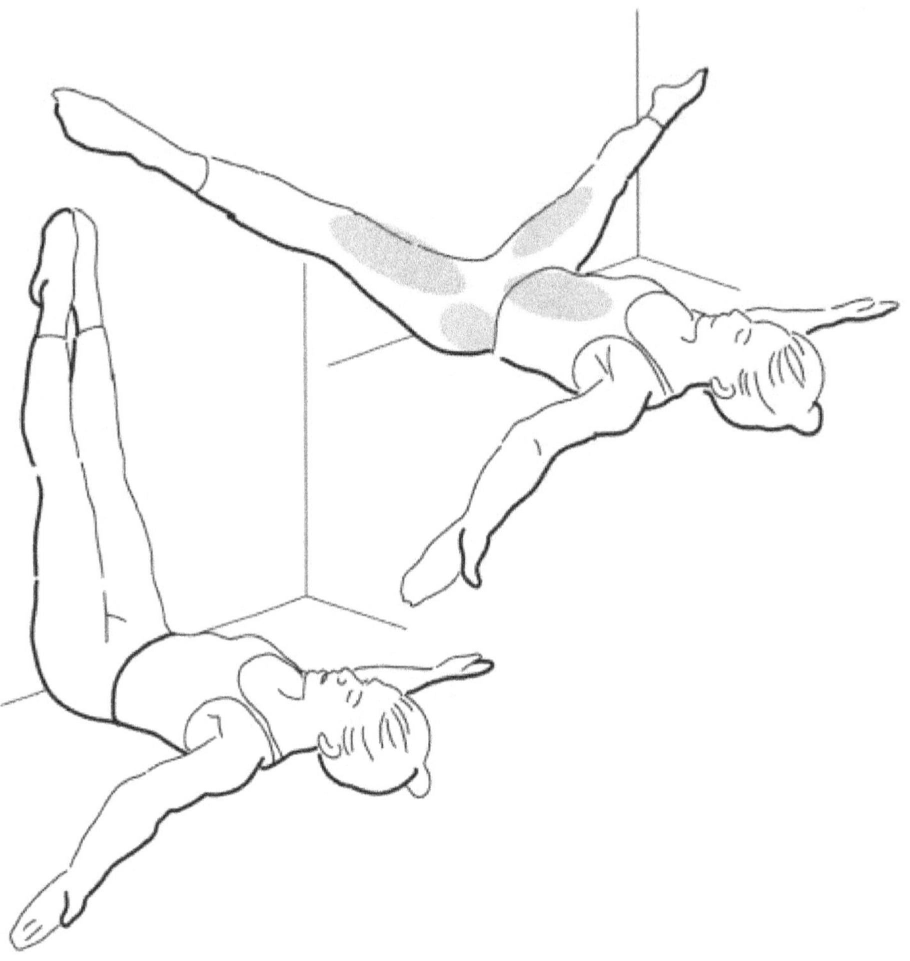

Cómo realizar el ejercicio:

Túmbate boca arriba mirando a la pared con las piernas pegadas a ésta, haciendo que los muslos y las pantorrillas se adhieran a la pared. Al exhalar, separa las piernas hacia fuera y luego júntalas de nuevo, manteniéndolas pegadas a la pared.

Músculos implicados:

Este ejercicio es muy eficaz para piernas y abdominales, estimulando cuádriceps, aductores, glúteos y abdominales inferiores, laterales y superiores.

3.14. Wall Hundred (Hundred en la Pared)

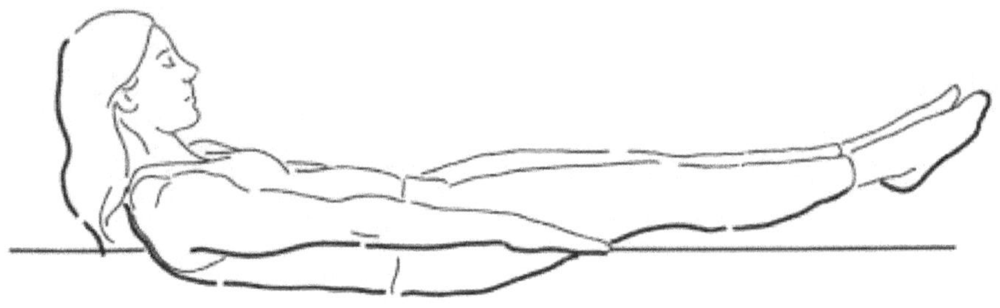

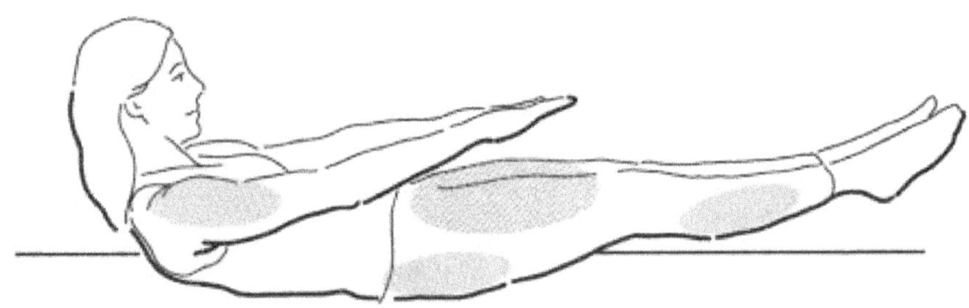

Cómo realizar el ejercicio:

Túmbate con la espalda en el suelo, las piernas y los pies estirados hasta que los dedos de los pies toquen la pared. Mantenga la cabeza levantada hasta que pueda ver los dedos de los pies. Al espirar, levanta los brazos, manteniéndolos estirados y con las puntas de los pies contra la pared.

Músculos implicados:

Este ejercicio es muy potente porque implica a casi todos los músculos del cuerpo, desde las piernas hasta los glúteos, los abdominales, los brazos, el cuello y la espalda.

Capítulo 4--------TÉCNICAS AVANZADAS PARA UNA TRANSFORMACIÓN EXTRAORDINARIA

4.1. Ejercicios avanzados para un reto adicional

Wall Bridge (Puente en la Pared)

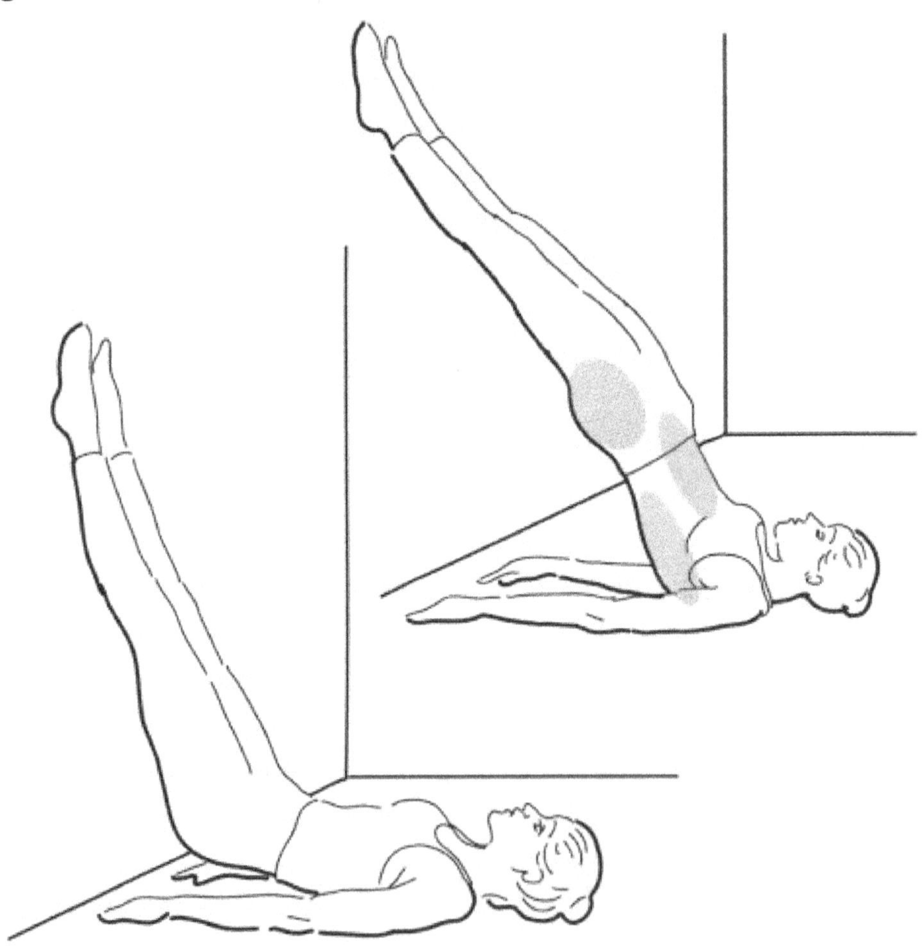

Cómo realizar el ejercicio:

Túmbate boca abajo mirando a la pared, apoya los talones contra la pared mientras mantienes las piernas extendidas. Exhalando, arquea la espalda mientras llevas la pelvis hacia arriba y mantienes los brazos apoyados en el suelo.

Músculos implicados:

Este ejercicio desarrolla los músculos de la espalda y, en particular, los glúteos y los aductores.

Wall Single Leg Stretch (Estiramiento de una pierna en la Pared)

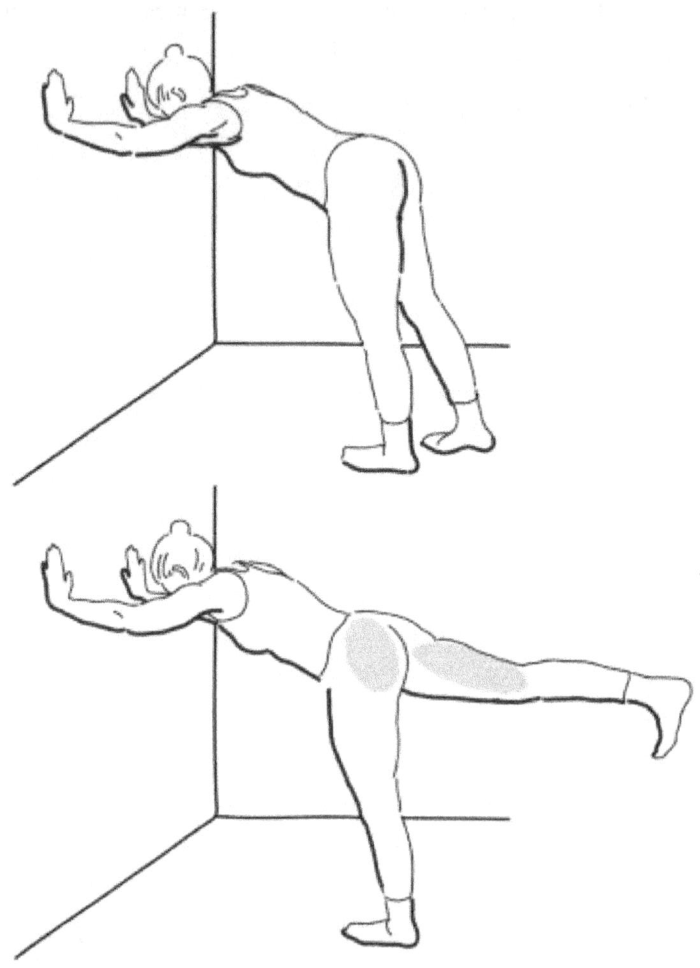

Cómo realizar el ejercicio:

Colóquese de cara a la pared e inclínese hacia delante, apoyando las manos en la pared. De pie en esta posición, levanta una pierna, manteniéndola extendida y elevándola todo lo que puedas. Ayúdate apoyando las manos en la pared. Repite el ejercicio levantando la otra pierna.

Músculos implicados:

Este ejercicio es muy eficaz para tonificar los glúteos y los músculos de los muslos.

Wall Teaser (Teaser en la Pared)

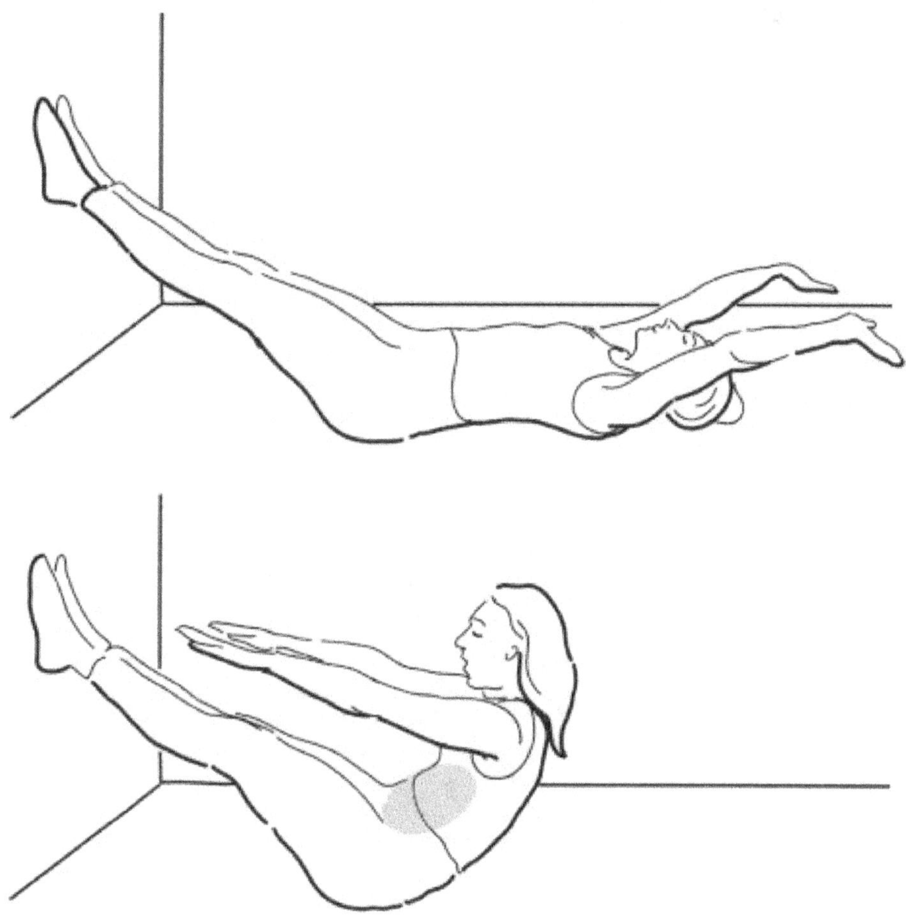

Cómo realizar el ejercicio:

Túmbate boca abajo mirando a la pared y coloca las palmas de los pies contra la pared. Estira los brazos y exhala lo más alto que puedas, hasta que las manos toquen los dedos de los pies si puedes.

Músculos implicados:

Este ejercicio es perfecto para desarrollar plenamente los músculos abdominales, tanto los superiores como los medios, inferiores y laterales.

Wall Plank (Plancha en la Pared)

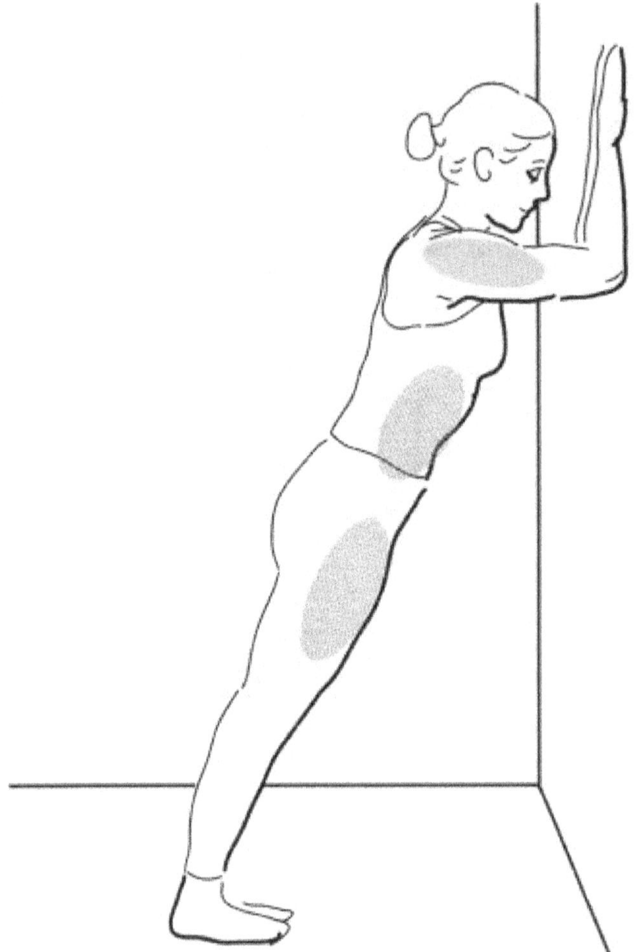

Cómo realizar el ejercicio:

Colóquese de cara a la pared y apoye los antebrazos en ella. Contrayendo los músculos abdominales y las piernas, permanece en esta posición el mayor tiempo posible.

Músculos implicados:

En esta posición, se tensan casi todos los músculos del cuerpo, especialmente los abdominales, los glúteos, los muslos y los bíceps.

Wall Side Leg Lift (Elevación de piernas lateral en la Pared)

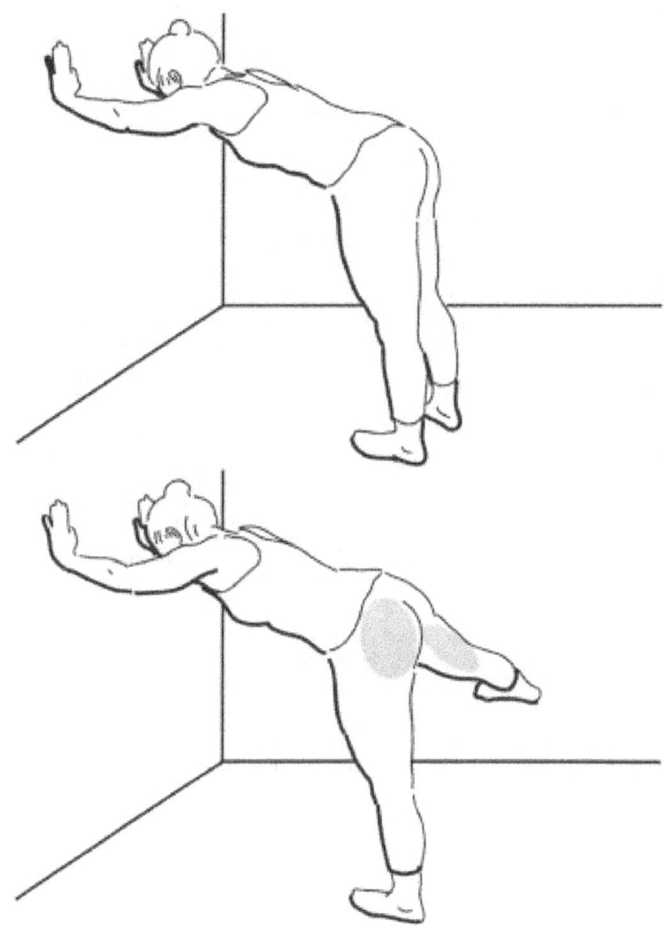

Cómo realizar el ejercicio:

Colóquese de cara a la pared e inclínese hacia delante hasta que las palmas de las manos toquen la pared. Permaneciendo en esta posición y manteniendo las piernas estiradas, levanta una pierna hacia un lado y luego llévala de nuevo a la posición anterior. Repita el ejercicio levantando la otra pierna lateralmente.

Músculos implicados:

Este ejercicio desarrolla los músculos de los muslos, cuádriceps y aductores, además de tonificar los glúteos y desarrollar los abdominales.

Wall Pike (Pike en la Pared)

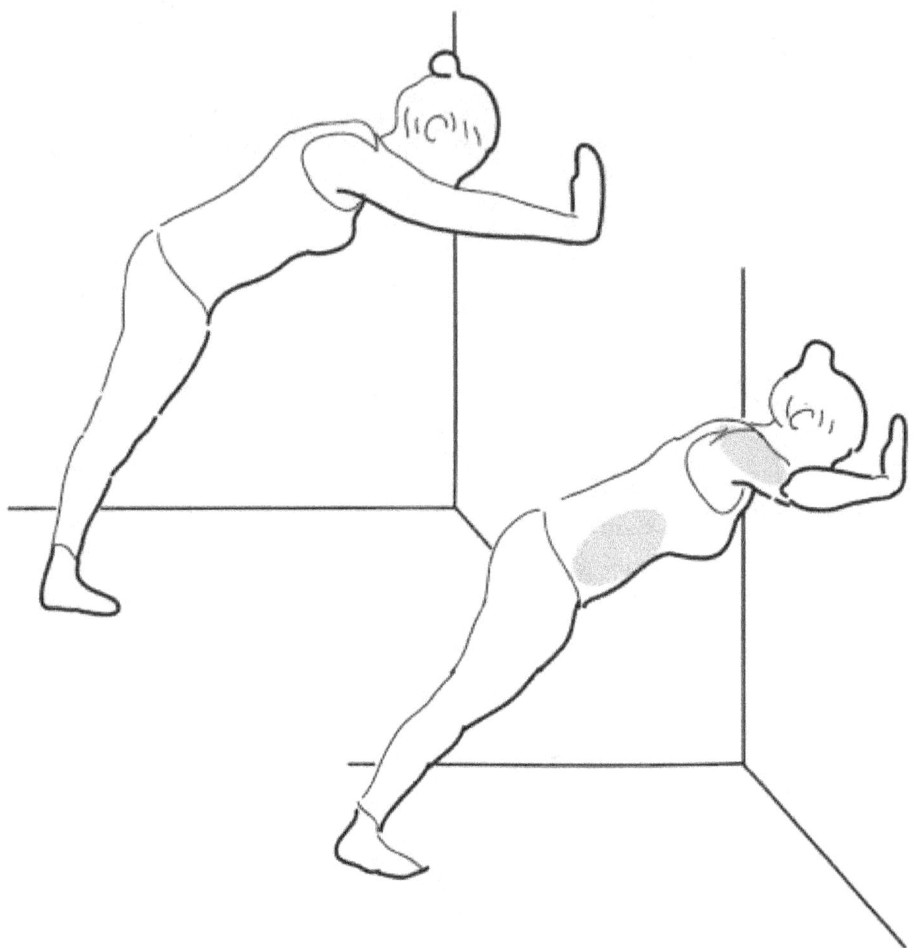

Cómo realizar el ejercicio:

Colóquese de cara a la pared con las piernas ligeramente separadas, luego inclínese hacia delante hasta que sus manos toquen la superficie de la pared. Manteniendo la espalda ligeramente arqueada, flexiona los brazos, llevando los codos hacia fuera.

Músculos implicados:

Este tipo de flexiones con codos anchos está diseñado para entrenar los músculos pectorales y de los hombros, pero también los abdominales altos.

Wall Shoulder Bridge (Puente de hombros contra la pared

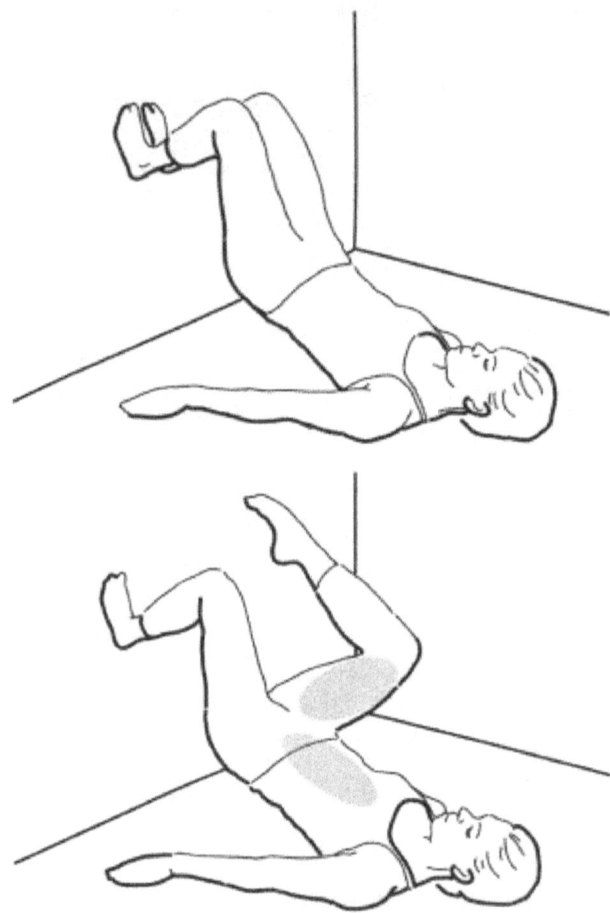

Cómo realizar el ejercicio:

Túmbate boca abajo con los brazos ligeramente separados del cuerpo y las palmas de las manos contra la pared. Arquee la espalda y levante la pelvis, luego levante una pierna y llévela hacia el pecho, espirando. Repita el ejercicio alternando las piernas.

Músculos implicados:

Este ejercicio sirve para tonificar todos los músculos del torso, los abdominales superiores, medios e inferiores, los muslos, los cuádriceps, los aductores y los gemelos.

Wall Corkscrew (Sacacorchos en la Pared)

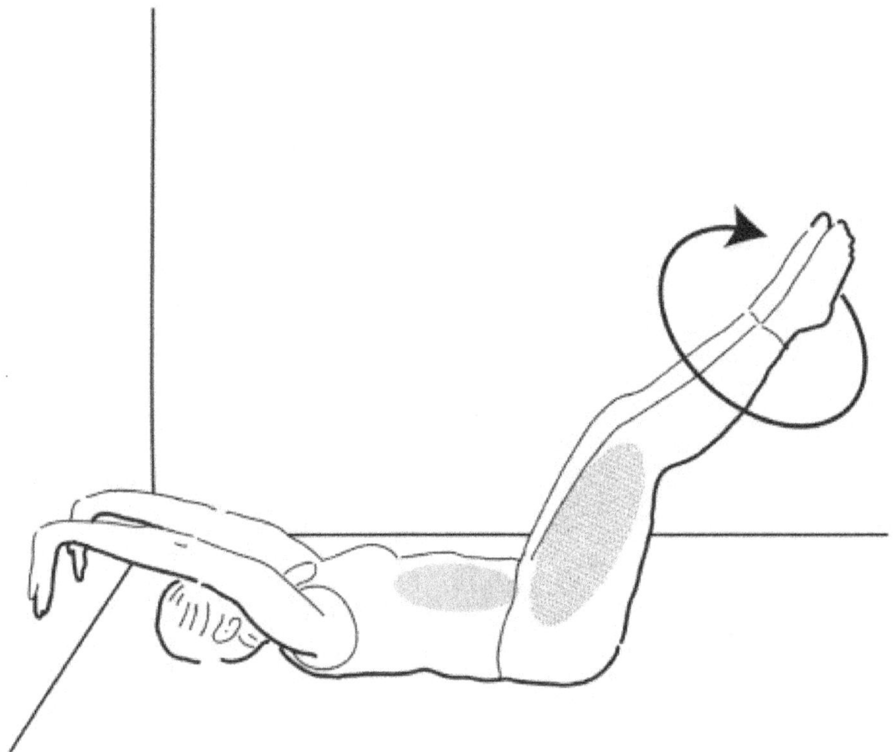

Cómo realizar el ejercicio:

Túmbate con la cabeza mirando hacia la pared, a una distancia tal que si estiras los brazos hacia atrás, las palmas de las manos puedan apoyarse en la pared. Mantén las piernas estiradas y juntas, y luego levántalas. Dibuja círculos en el aire con las piernas en el sentido de las agujas del reloj y en sentido contrario.

Músculos implicados:

Este ejercicio es perfecto para entrenar todas las bandas abdominales, tanto la baja, como la media y la alta, junto con las bandas oblicuas y laterales.

Wall Roll Over (Roll Over en la Pared)

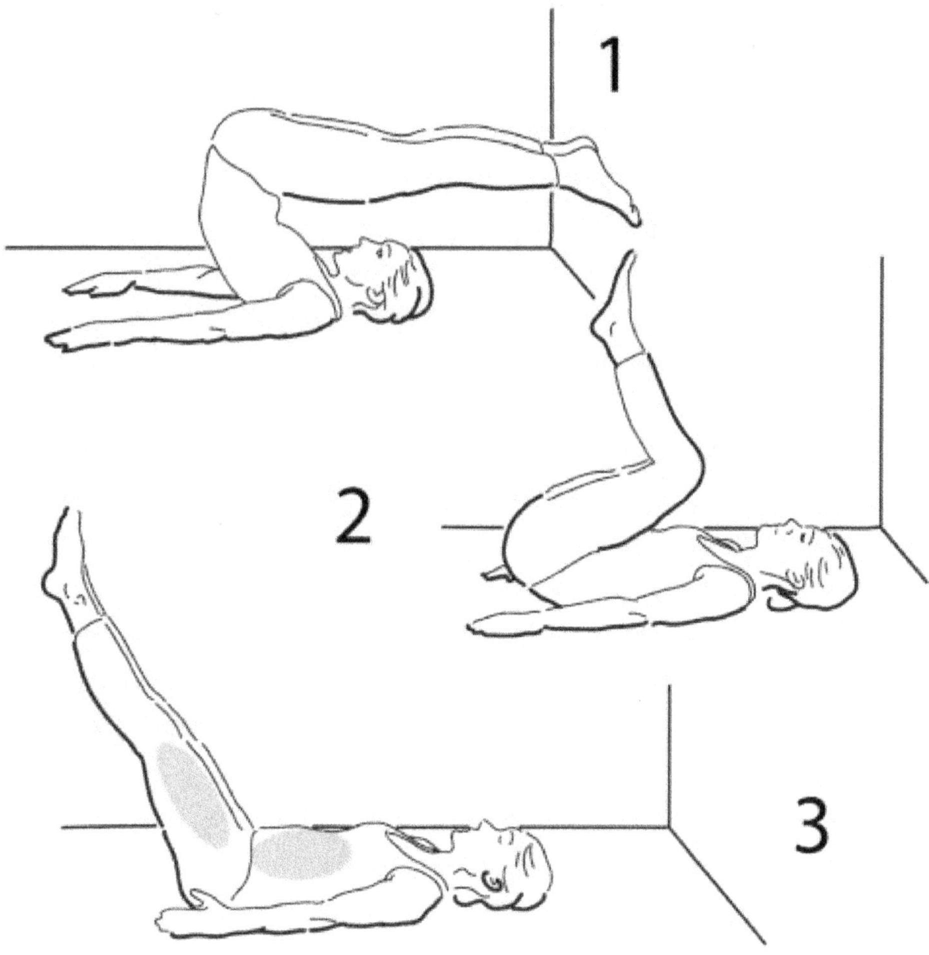

Cómo realizar el ejercicio:

Túmbate con el vientre levantado y la cabeza mirando a la pared. Dobla la espalda y, con las piernas estiradas, toca la pared con los dedos de los pies. Luego lleva las piernas hacia el pecho y estíralas hacia delante.

Músculos implicados:

Este ejercicio desarrolla de forma integral muchos músculos del cuerpo, como los abdominales superiores, medios e inferiores, los cuádriceps y los glúteos.

Wall Saw (Saw en la Pared)

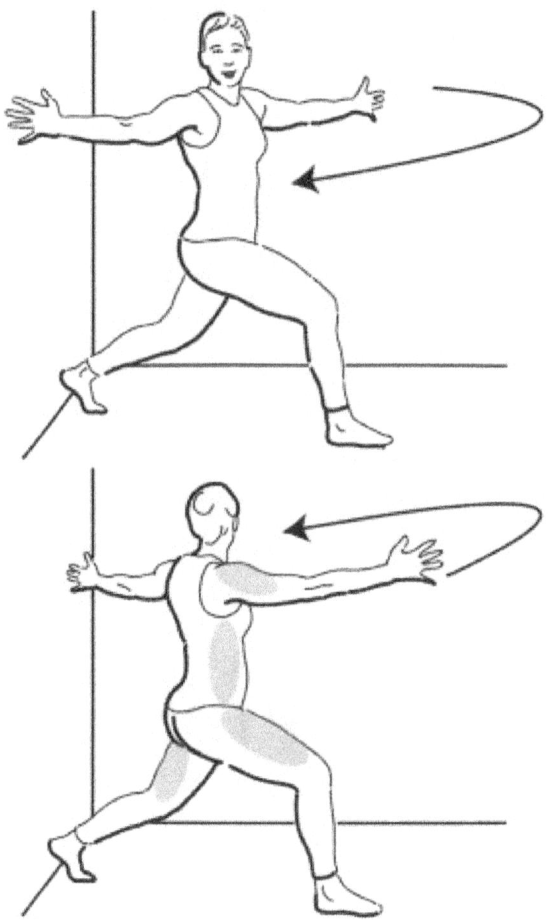

Cómo realizar el ejercicio:

Colócate de espaldas a la pared y extiende una pierna hacia atrás hasta que la palma de la mano toque la pared. Dobla ligeramente las piernas y luego, con los brazos estirados, date la vuelta y estira los brazos hacia arriba para tocar la pared de detrás con los dedos, primero hacia la derecha y luego hacia la izquierda.

Músculos implicados:

Este ejercicio tonifica todos los músculos del cuerpo, entrenando simultáneamente brazos, pecho, abdominales, muslos, glúteos y pantorrillas.

Wall Side Plank (Plancha lateral en la Pared)

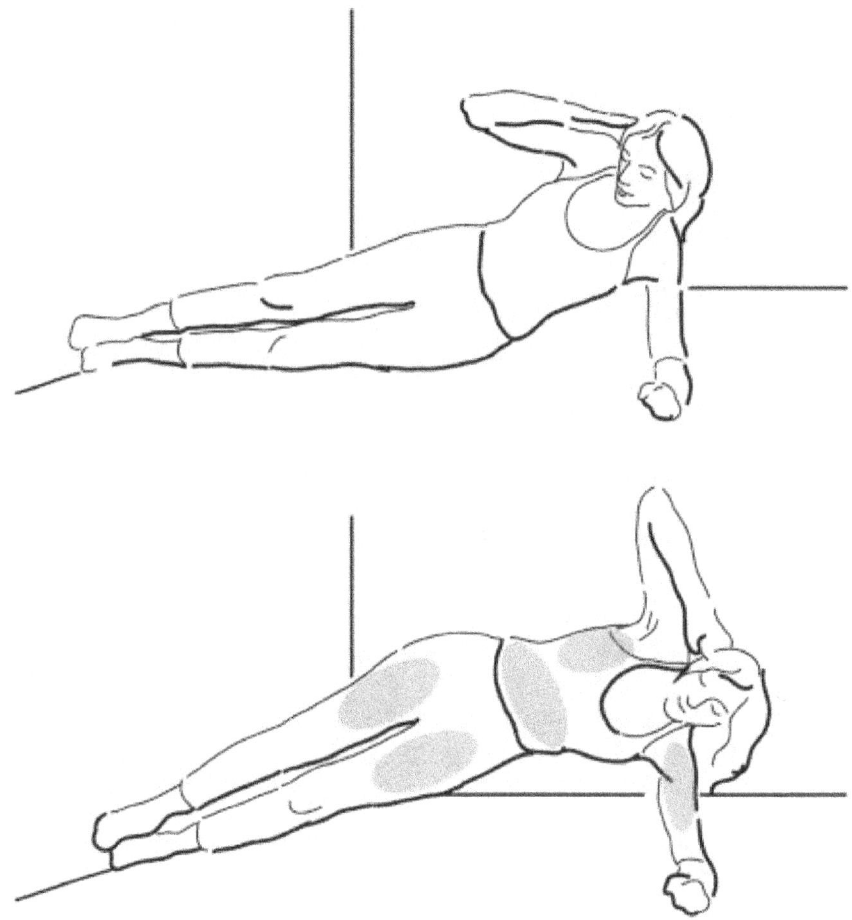

Cómo realizar el ejercicio:

Túmbese de lado y apoye los pies en la pared, luego levántese ligeramente apoyando el antebrazo en el suelo. Exhalando, levante la pelvis lateralmente, llevándola lo más alto que pueda y arqueándola. Mantente así tantos segundos como puedas, y luego repite el ejercicio en el otro lado del cuerpo.

Músculos implicados:

Este ejercicio está diseñado específicamente para entrenar los músculos abdominales laterales y, en parte, también los bíceps, la espalda y los hombros.

Wall Backbend (Extensión de la espalda en la Pared)

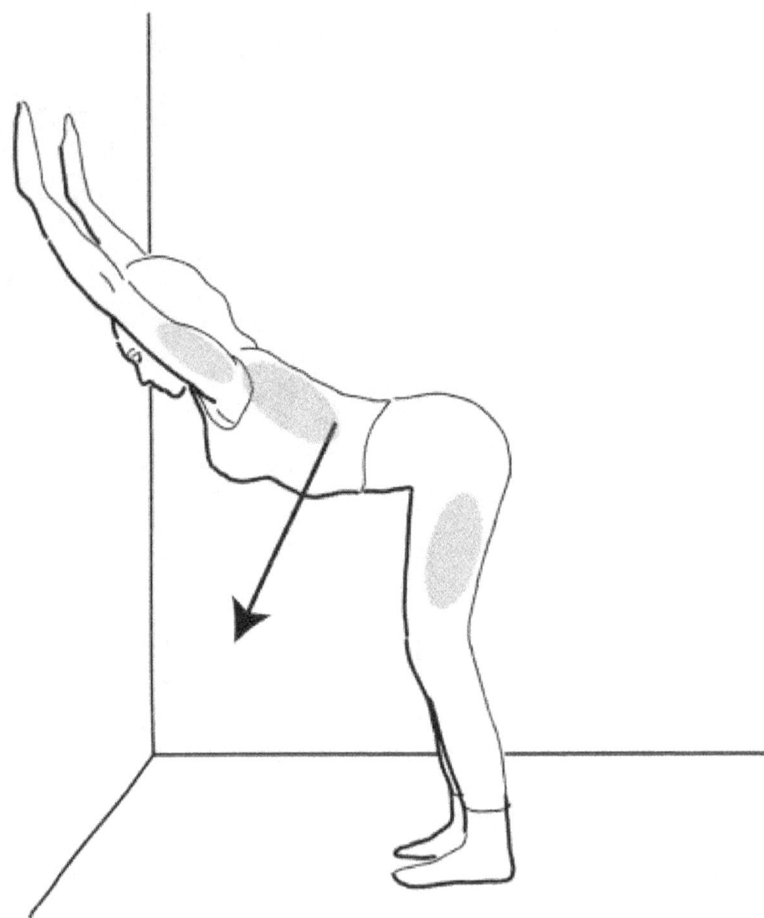

Cómo realizar el ejercicio:

Colócate frente a la pared con las piernas ligeramente separadas. Apoya las manos en la pared y arquéate hacia delante todo lo que puedas, intentando mantener las piernas extendidas y las nalgas levantadas. Ayúdate empujando con los brazos, estirándolos al máximo.

Músculos implicados:

Este ejercicio ayuda a aflojar y estirar los músculos de los brazos, la parte superior de la espalda, los cuádriceps delanteros y los glúteos.

Wall Superman (Superman en la Pared)

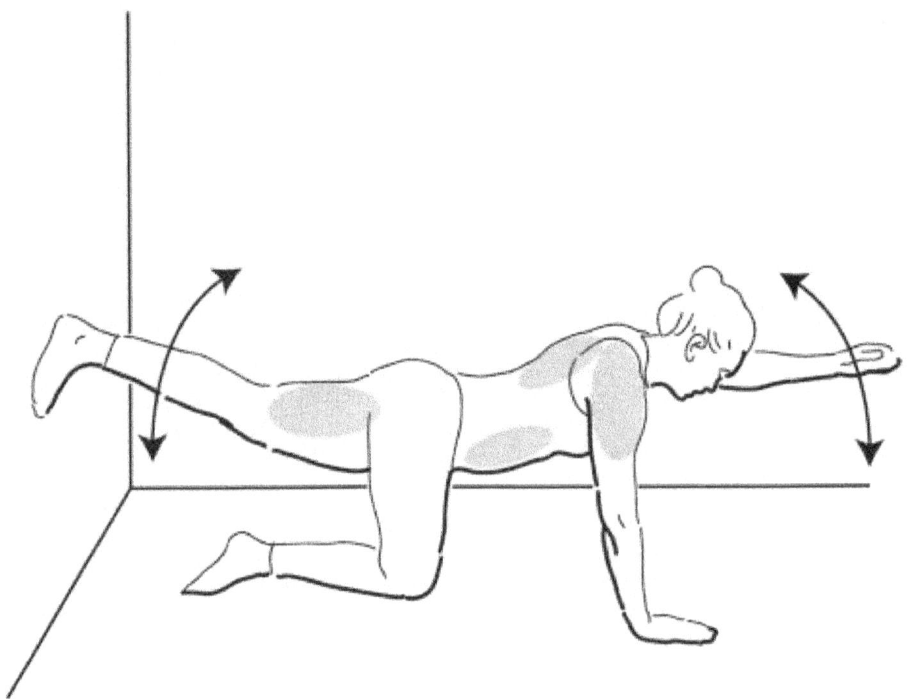

Cómo realizar el ejercicio:

Colóquese "a cuatro patas" con los pies apuntando hacia la pared y alejándose de ella. Extiende una pierna hacia atrás hasta que la palma del pie toque la pared. Del mismo modo, extienda un brazo hacia delante. Permaneciendo en esta posición, levanta la pierna y el brazo hacia arriba y luego llévalos hacia atrás. Repite la operación alternando brazo y pierna.

Músculos implicados:

Este ejercicio entrena exhaustivamente todos los músculos del cuerpo.

4.2. Uso de herramientas adicionales para mejorar los ejercicios de pared

Como ya has visto, una de las características innovadoras del método Pilates en la Pared es que no necesitas grandes aparatos ni maquinaria complicada para entrenarte, sino sólo una esterilla colocada en el suelo y cerca de una pared. Los ejercicios, de hecho, son todos de cuerpo libre y pueden practicarse también en espacios reducidos.

Sin embargo, esto no significa que quienes lo deseen no puedan utilizar equipos para mejorar su entrenamiento. De hecho, si dispone de mucho espacio en casa o en el lugar donde se ejercita, puede plantearse complementar su práctica con equipos diseñados y desarrollados especialmente para este tipo de fitness. Algunos de estos accesorios se originaron en la época moderna y están hechos a medida para este método. Otros, en cambio, fueron inventados por el propio Joseph Pilates, ya fuera como acompañamiento de su método o como auténticas máquinas de rehabilitación para personas encamadas.

Los equipos que pueden utilizarse en la práctica de Pilates se dividen principalmente en dos categorías: equipos pequeños y máquinas más grandes. A continuación, le mostraré específicamente los diferentes tipos de equipos de las dos categorías.

Pequeñas herramientas

1. La esterilla

Es la herramienta esencial y básica para practicar Pilates. De hecho, la esterilla permite realizar correctamente los ejercicios de cuerpo libre en el suelo. Todos los practicantes de Pilates tienen una, pero también hay que elegirla con cuidado. No todas las esterillas son iguales, sino que varían en grosor. Para Pilates, la mejor esterilla es la que tiene un grosor aproximado de 1,5 centímetros, ya que este tamaño es ideal para aislar la espalda y otras partes del cuerpo del suelo sin impedir demasiado el movimiento.

1. El rodillo de espuma

Esta herramienta consiste en una forma cilíndrica hecha de un material muy resistente con protuberancias en la superficie. El "Foam Roller" es también uno de los pequeños utensilios más utilizados por los practicantes de Pilates y resulta muy cómodo y práctico. Su función principal es tonificar y trabajar los músculos de la columna vertebral. Se utiliza colocándolo horizontalmente sobre la esterilla y apoyando la espalda sobre él. De este modo, la columna vertebral permanecerá en posición recta y en eje con el resto del cuerpo. Además, el "Foam Roller" ayuda a entrenar los músculos pélvicos y abdominales de forma más cómoda y completa.

1. **El Theraband o elástico**

Para quienes se están acercando al mundo del Pilates, la banda elástica (también llamada Theraband) puede ser una herramienta sencilla pero esencial para añadir un toque extra al entrenamiento. Consiste en una simple banda elástica que puede utilizarse de varias formas. Tiene diferentes niveles de resistencia y elasticidad, para un trabajo más o menos extenuante. Tanto los principiantes como los expertos pueden utilizar la banda elástica para realizar estiramientos musculares o ejercicios de tonificación.

1. **Pesas**

Como alternativa válida a la goma elástica, se pueden utilizar las clásicas pesas. Consisten en una mancuerna a la que se pueden añadir discos más o menos pesados. Como alternativa, se pueden comprar pesas pequeñas sin posibilidad de aumentar la carga. Para el Pilates en la pared, de hecho, no se necesitan grandes pesas, sino sólo pesas de 1 o 2 kg, que se pueden sostener en la mano o atar alrededor de los tobillos, para trabajar los músculos de manera mayor y más equilibrada.

1. **Overball**

Este instrumento consiste en una simple pelota de fitness de tamaño variable. De hecho, hay Overballs que tienen el tamaño de un balón de fútbol o voleibol común, mientras que otros Overballs pueden ser mucho más grandes, con casi un metro de diámetro. Las Overballs pequeñas pueden utilizarse en Pilates, colocándolas debajo de la espalda para estirar o en la mano para practicar ejercicios con mayor intensidad.

1. **El anillo de Pilates**

Esta pequeña herramienta es también una de las más utilizadas por los practicantes de Pilates, y una de las más populares. Consiste en un aro de metal macizo, de entre 40 y 50 centímetros de diámetro, provisto de dos asas de goma colocadas en paralelo. Se utiliza sobre todo durante los ejercicios en los que se trabaja con los músculos del centro de gravedad. Sujetándolo y presionando hacia el interior del círculo, los músculos abdominales y de los brazos trabajarán más y también será útil para encontrar el equilibrio y la simetría en el ejercicio.

Herramientas grandes

1. Reformador de Pilates

Se trata de la primera de las herramientas diseñadas y construidas por el propio Joseph Pilates durante el periodo en que enseñaba rehabilitación a los soldados heridos en la Primera Guerra Mundial. Con el paso del tiempo, esta herramienta ha sido modificada y perfeccionada por expertos y en la actualidad existen varios tipos diferentes. Sin embargo, la composición general del equipo es la misma: se trata de un carro móvil que se desplaza sobre ruedas dentro de dos raíles elevados del suelo por un bastidor. El carro tiene un respaldo y a veces un cojín y está conectado a unos muelles en el lado opuesto del bastidor. Con un sistema de correas, asas y bloques, el practicante puede elegir la intensidad del entrenamiento y el nivel de tracción.

1. El Cadillac

Este equipo también es uno de los inventados y creados por el propio Joseph Pilates. El Cadillac se parece al Reformer en que también consiste en una plataforma deslizante dentro de una estructura formada por raíles metálicos. Sin embargo, el Cadillac también consta de un respaldo alto equipado con diversas herramientas para entrenar los brazos, la espalda y el pecho. Se creó específicamente para personas encamadas, pero con el tiempo se ha convertido en una auténtica máquina de fitness cómoda para cualquiera.

1. La silla de Pilates

También es una herramienta creada por el inventor del método Pilates y, por tanto, está diseñada a medida para este tipo de actividad. Tiene el tamaño de una silla normal y consta de un asiento y un reposapiés. Sus usos son variados y la plataforma puede utilizarse tanto como apoyo para los pies como para las manos, ayudando al practicante a realizar los ejercicios de Pilates con la mayor comodidad posible, incluso aquellos en los que se deben asumir posturas difíciles e inestables.

1. El Barrel

El nombre de "Barrel" procede de la forma de esta herramienta, que se asemeja a un barril. Consiste en una superficie curva elevada colocada sobre dos soportes de madera. El Barril es especialmente adecuado para ejercicios de estiramiento y relajación de la columna vertebral. Frente a él, también se puede colocar una escalera, denominada "Barril Escalera", donde apoyarse para realizar ejercicios más difíciles.

Capítulo 5———————PROGRESIÓN DEL ENTRENAMIENTO DURANTE LOS 28 DÍAS

5.1. Aumento gradual de la dificultad de los ejercicios de transformación progresiva

Si quieres conseguir un cuerpo tonificado y musculado, tendrás que configurar tus entrenamientos de una manera particular, a saber, la de la "progresión muscular". Combinado con una dieta equilibrada y un estilo de vida saludable, practicar fitness siguiendo la progresión muscular te permitirá obtener los resultados que deseas.

Aumentar la masa muscular o tonificar el físico requiere un entrenamiento duro, pero no se debe caer en el "sobreentrenamiento", es decir, en la exageración, que sólo crea problemas musculares. Cada cuerpo, de hecho, tiene su propio ritmo específico que hay que respetar, compuesto por momentos de entrenamiento y otros de pausa y descanso.

Para ello, en primer lugar, es imprescindible contar con un plan de entrenamiento preciso y detallado, en el que se debe planificar de antemano el trabajo que se va a realizar cada día, junto con el número de repeticiones y todo lo necesario para ellas.

5.2. Retos semanales para mantener alta la motivación durante el Reto de 28 días

Si quieres ser cada vez más hábil y fuerte en Pilates en la pared, otra cosa importante que debes hacer es llevar un registro de tus entrenamientos marcando todos tus progresos. Para ello también necesitarás las tablas de entrenamiento que encontrarás en el capítulo siguiente. Te permitirán llevar un registro de tus resultados y comprobar así tu progreso a diario.

El Reto de 28 días que propongo también se divide en 4 partes diferentes, que corresponden a las 4 semanas. Cada una tiene su particularidad y se caracteriza por un aumento progresivo de los ejercicios o de las repeticiones. Esta progresión lineal es muy útil por varias razones:

En primer lugar, hace que el entrenamiento sea siempre diferente y original, evitando que se vuelva monótono, siempre igual y sin variación. Si así fuera, de hecho, se correría el riesgo de aburrirse y no tener fuerzas para seguir. La otra razón por la que es importante variar cada semana es para provocar la progresión muscular. Un entrenamiento que aumenta de forma gradual y lineal desencadena el proceso de crecimiento muscular, que de otro modo no se produciría. Nuestros músculos tienen que trabajar de una determinada manera y a un determinado ritmo para crecer o tonificarse. Si se entrena siempre de la misma manera, los músculos crecerán hasta cierto punto y luego se estabilizarán, ya que dejarán de recibir nuevos estímulos. En cambio, cambiando periódicamente la intensidad o el número de repeticiones de los ejercicios, los músculos volverán a recibir estímulos y crecerán de nuevo.

5.3. Exploración de variantes y modificaciones para mejorar el rendimiento

Otra cosa importante es variar los ejercicios para entrenar todos los músculos del cuerpo, incluso los que normalmente se utilizan menos. Muchas personas, de hecho, tienden a hacer los mismos ejercicios a los que están acostumbrados, entrenando siempre los mismos músculos. De este modo, crean un físico a menudo asimétrico o poco funcional, con unos músculos más desarrollados que otros. Esto no es sólo un problema "estético", sino que también afecta a la salud, ya que el desarrollo no simétrico de los músculos puede provocar defectos en la marcha o limitar la fluidez o elasticidad de los movimientos.

En el siguiente capítulo, por tanto, te he preparado 28 tablas de entrenamiento, una para cada día. En ellas he incluido cinco ejercicios de Pilates en la Pared extrapolados de los de los capítulos 3 y 4. Los ejercicios varían de un día a otro y también cada semana se incrementan las repeticiones o series a realizar. Los ejercicios también varían según la parte del cuerpo a entrenar, de forma que cada día entrenarás todo el cuerpo y no sólo los brazos, las piernas o los abdominales.

Capítulo 6--------TABLA DE ENTRENAMIENTO PARA LA TRANSFORMACIÓN DE 28 DÍAS

6.1 Medición física al inicio del reto de 28 días y al final

Antes de empezar el Reto de 28 días, marca tus medidas y tu peso en el primero cuadro. Una vez finalizado el reto, el día 29, vuelve a marcar tus medidas y tu peso para tener una visión clara y precisa de tus progresos y resultados de entrenamiento.

MEDICIÓN FÍSICA DÍA 0

PESO CORPORAL:
    PERÍMETRO ABDOMINAL:
    PERÍMETRO MUSLO:
    PERÍMETRO BRAZO:
    PERÍMETRO TORÁCICO:
    PERÍMETRO DE CADERA:
    ALTURA:
    PORCENTAJE DE GRASA CORPORAL:

6.2 Programar los ejercicios día a día para maximizar los resultados

CUADRO DÍA 1

EJERCICIO: (5 REPETICIÓN)

- Wall Scissors
- Wall Chest Press
- Wall Roll Down
- Wall Roll Over
- Wall Bridge

◈ **Repita la tabla para 2 series**

Frase motivadora del día:

"Tienes que esperar grandes cosas de ti mismo antes incluso de empezar a hacerlas".
(Michael Jordan)

CUADRO DÍA 2

EJERCICIO: (5 REPETICIÓN)

- Wall Lunge
- Wall Side Bend
- Wall Roll Up
- Wall Superman
- Wall Corkscrew

◇ Repita la tabla para 2 series

Frase motivadora del día:

"No se pueden poner límites a todo. Cuanto más sueñes, más lejos llegarás".
(Michael Phelps)

CUADRO DÍA 3

EJERCICIO: (5 REPETICIÓN)

- Wall Leg Circles
- Wall Side Leg Lift
- Wall Push Up
- Wall Calf Raises
- Wall Hundred

◇ **Repita la tabla para 2 series**

Frase motivadora del día:

"La diferencia entre lo imposible y lo posible sólo radica en la determinación de una persona". (Tommy Lasorda)

CUADRO DÍA 4

EJERCICIO: (5 REPETICIÓN)

- Wall Calf Raises
- Wall Side Plank **10 segundos**
- Wall Saw
- Wall Single Leg Stretch
- Wall Plank **10 segundos**

◈ **Repita la tabla para 2 series**

Frase motivadora del día:

"El que lucha corre el riesgo de perder,
pero el que no lucha ya ha perdido desde el principio".
(Bertolt Brecht)

CUADRO DÍA 5

EJERCICIO: (5 REPETICIÓN)

- Wall Triceps Dip
- Wall Shoulder Bridge
- Wall Roll Up
- Wall Abdominal Crunches
- Wall Superman

◈ Repita la tabla para 2 series

Frase motivadora del día:

"No pares cuando estés cansado, sino cuando hayas terminado".
(Marilyn Monroe)

CUADRO DÍA 6

EJERCICIO: (5 REPETICIÓN)

- Wall Abdominal Crunches
- Wall Single Leg Stretch
- Wall Pike
- Wall Corkscrew
- Wall Backbend

◇ **Repita la tabla para 2 series**

Frase motivadora del día:

*"Hay una fuerza motriz que es más fuerte que el vapor,
la electricidad y la energía atómica: la fuerza de voluntad".
(Albert Einstein)*

CUADRO DÍA 7

EJERCICIO: (5 REPETICIÓN)

- Wall Chest Press
- Wall Squats
- Wall Roll Down
- Back Extension
- Wall Shoulder Bridge

◈ **Repita la tabla para 2 series**

Frase motivadora del día:

"Sólo aquellos que se arriesgan a ir demasiado lejos tendrán la oportunidad de descubrir lo lejos que se puede llegar".
(Thomas Stearns Eliot)

CUADRO DÍA 8

EJERCICIO: (5 REPETICIÓN)

- Wall Side Bend
- Wall Roll Over
- Wall Saw
- Wall Push Up
- Back Extension

◈ **Repite la tabla durante 3 series**

Frase motivadora del día:

"El diccionario es el único lugar donde 'Éxito' va antes que 'Sudor'".
(Vince Lombardi)

CUADRO DÍA 9

EJERCICIO: (5 REPETICIÓN)

- Wall Squats
- Wall Hundred
- Wall Single Leg Stretch
- Wall Teaser
- Back Extension

◈ **Repite la tabla durante 3 series**

Frase motivadora del día:

"Sólo hay que recordar dos cosas. Número uno: no te detengas.
Número dos: ¡sigue adelante!"
(Frank Zappa)

CUADRO DÍA 10

EJERCICIO: (5 REPETICIÓN)

- Wall Push Up
- Wall Superman
- Wall Plank **10 segundos**
- Wall Corkscrew
- Wall Side Plank **10 segundos**

◈ **Repite la tabla durante 3 series**

Frase motivadora del día:

"El valor no reside en tener la fuerza para seguir adelante,
sino que reside en seguir adelante cuando a uno ya no le quedan fuerzas".
(Napoleón Bonaparte)

CUADRO DÍA 11

EJERCICIO: (5 REPETICIÓN)

- Wall Roll Up
- Wall Backbend
- Wall Side Plank 10 segundos
- Wall Saw
- Wall Scissors

◇ **Repite la tabla durante 3 series**

Frase motivadora del día:

"Para ser un campeón tienes que creer en ti mismo incluso cuando nadie más lo hace".
(Sugar Ray Robinson)

CUADRO DÍA 12

EJERCICIO: (5 REPETICIÓN)

- Wall Roll Down
- Wall Lunge
- Wall Chest Press
- Wall Corkscrew
- Wall Pike

⬦ **Repite la tabla durante 3 series**

Frase motivadora del día:

"En mi vida he fallado nueve mil tiros, he perdido trescientos partidos y he fracasado muchas veces. Y por eso al final lo he ganado todo".
(Michael Jordan)

CUADRO DÍA 13

EJERCICIO: (5 REPETICIÓN)

- Back Extension
- Wall Calf Raises
- Wall Side Bend
- Wall Shoulder Bridge
- Wall Side Leg Lift

◈ **Repite la tabla durante 3 series**

Frase motivadora del día:

*"Si quieres conseguir algo que nunca has tenido,
debes hacer algo que nunca hayas hecho".
(Thomas Jefferson)*

CUADRO DÍA 14

EJERCICIO: (5 REPETICIÓN)

- Wall Superman
- Wall Leg Circles
- Wall Squats
- Wall Shoulder Bridge
- Wall Plank 10 segundos

◈ **Repite la tabla durante 3 series**

Frase motivadora del día:

"Puedes llegar tan lejos como te lleve tu mente. Lo que crees que puedes lograr".
(Mary Kay Ash)

CUADRO DÍA 15

EJERCICIO: (10 REPETICIÓN)

- Wall Backbend
- Wall Triceps Dip
- Wall Teaser
- Wall Roll Down
- Wall Squats

◈ **Repite la tabla para 4 series**

Frase motivadora del día:

"No hay más atajos: todo es repetición, repetición, repetición y repetición". (Arnold Schwarzenegger)

CUADRO DÍA 16

EJERCICIO: (10 REPETICIÓN)

- Wall Side Plank **15 segundos**
- Wall Abdominal Crunches
- Wall Single Leg Stretch
- Back Extension
- Wall Superman

◈ **Repite la tabla para 4 series**

Frase motivadora del día:

"El éxito es el resultado de la suma de pequeños esfuerzos, repetidos día tras día". (Robert Collier)

CUADRO DÍA 17

EJERCICIO: (10 REPETICIÓN)

- Wall Saw
- Wall Push Up
- Wall Bridge
- Wall Superman
- Wall Lunge

◇ **Repite la tabla para 4 series**

Frase motivadora del día:

"La fuerza no proviene del vigor físico, sino de una voluntad indomable".
(Mahatma Gandhi)

CUADRO DÍA 18

EJERCICIO: (10 REPETICIÓN)

- Wall Roll Over
- Wall Roll Up
- Wall Hundred
- Wall Backbend
- Wall Side Bend

◈ **Repite la tabla para 4 series**

Frase motivadora del día:

"Hoy tomas una decisión que siempre has aplazado y mañana haces lo mismo. Así cambiarás tu vida".
(Anthony Robbins)

CUADRO DÍA 19

EJERCICIO: (10 REPETICIÓN)

- Wall Corkscrew
- Wall Roll Down
- Wall Hundred
- Wall Lunge
- Wall Squats

◇ **Repite la tabla para 4 series**

Frase motivadora del día:

"Una persona practicando deporte es mucho mejor que cien enseñándolo". (Knute Rockne)

CUADRO DÍA 20

EJERCICIO: (10 REPETICIÓN)

- Wall Shoulder Bridge
- Back Extension
- Wall Push Up
- Wall Calf Raises
- Wall Abdominal Crunches

◇ **Repite la tabla para 4 series**

Frase motivadora del día:

El esfuerzo nunca es inútil: se sufre, pero se sueña".
(Pietro Mennea)

CUADRO DÍA 21

EJERCICIO: (10 REPETICIÓN)

- Wall Pike
- Wall Superman
- Wall Scissors
- Wall Leg Circles
- Wall Bridge

◈ **Repite la tabla para 4 series**

Frase motivadora del día:

"La vida se compone en un 10% de lo que te ocurre y en un 90% de cómo reaccionas". (Anónimo)

CUADRO DÍA 22

EJERCICIO: (10 REPETICIÓN)

- Wall Side Leg Lift
- Wall Backbend
- Wall Lunge
- Wall Triceps Dip
- Wall Corkscrew

⬦ **Repite la tabla durante 5 series**

Frase motivadora del día:

"Las tres últimas repeticiones son las que hacen crecer el músculo. Dividen a un campeón de los que no lo son".
(Arnold Schwarzenegger)

EJERCICIO: (10 REPETICIÓN)

- Wall Plank **15 segundos**
- Wall Lunge
- Wall Leg Circles
- Wall Roll Down
- Wall Superman

◈ **Repite la tabla durante 5 series**

Frase motivadora del día:

Quien no lo da todo, no da nada".
(Helenio Herrera)

CUADRO DÍA 24

EJERCICIO: (10 REPETICIÓN)

- Wall Teaser
- Wall Calf Raises
- Wall Triceps Dip
- Wall Scissors
- Wall Side Leg Lift

◈ **Repite la tabla durante 5 series**

Frase motivadora del día:

"La mente es el músculo más fuerte y valioso que puedes entrenar con ejercicios de gimnasia".
(Greg Plitty)

CUADRO DÍA 25

EJERCICIO: (10 REPETICIÓN)

- Wall Single Leg Stretch
- Wall Leg Circles
- Wall Abdominal Crunches
- Wall Lunge
- Wall Squats

◈ **Repita la tabla 5 para las series**

Frase motivadora del día:

Lo que hoy te duele, mañana te hará más fuerte".
(Jay Cutler)

CUADRO DÍA 26

EJERCICIO: (10 REPETICIÓN)

- Wall Bridge
- Wall Triceps Dip
- Wall Side Bend
- Wall Leg Circles
- Wall Side Plank **15 segundos**

◈ **Repite la tabla durante 5 series**

Frase motivadora del día:

"Somos lo que hacemos repetidamente:
la excelencia no es una sola acción, sino un hábito".
(Aristóteles)

CUADRO DÍA 27

EJERCICIO: (10 REPETICIÓN)

- Wall Hundred
- Wall Abdominal Crunches
- Wall Squats
- Wall Calf Raises
- Wall Bridge

◈ **Repite la tabla durante 5 series**

Frase motivadora del día:

La distancia entre tus sueños y tu realidad es lo que se llama acción".
(Anónimo)

CUADRO DÍA 28

EJERCICIO: (10 REPETICIÓN)

- Wall Push Up
- Wall Roll Over
- Wall Roll Up
- Wall Abdominal Crunches
- Wall Hundred

◈ **Repite la tabla durante 5 series**

Frase motivadora del día:

"Los que dicen que es imposible no deberían molestar a los que lo están haciendo".
(Albert Einstein)

MEDICIÓN FÍSICA DÍA 29

PESO CORPORAL:
    PERÍMETRO ABDOMINAL:
    PERÍMETRO MUSLO:
    PERÍMETRO BRAZO:
    PERÍMETRO TORÁCICO:
    PERÍMETRO DE CADERA:
    ALTURA:
    PORCENTAJE DE GRASA CORPORAL:

"Recuerda que los parámetros son subjetivos y están relacionados con tu físico. En general, sin embargo, en 28 días se puede adelgazar entre 2,5 y 3,5 kilos. Una pérdida de peso mayor sería excesiva e incluso desaconsejable. Del mismo modo, el aumento del perímetro braquial o la disminución del perímetro de la cadera en 28 días suele ser inferior a un centímetro y medio y siempre varía en función de tu entrenamiento previo y tu constitución física."

Capítulo 7——————NUTRICIÓN Y APOYO PARA UNA TRANSFORMACIÓN EXITOSA

7.1. La importancia de una dieta equilibrada para optimizar los resultados de Pilates en la pared

El Pilates en la pared aporta beneficios considerables desde el punto de vista de la tonificación muscular y también para la pérdida de peso y el adelgazamiento. Sin embargo, si se quieren obtener los mejores resultados desde este punto de vista, es esencial combinar la práctica de Pilates en la Pared con una dieta correcta. Sin una dieta equilibrada, sana y completa, de hecho, será imposible alcanzar los resultados deseados.

Un estilo de vida saludable debe basarse siempre en la nutrición y en una dieta adecuada. Sólo si ingieres los nutrientes adecuados, tu cuerpo sacará el máximo partido de los ejercicios de Pilates en la Pared. En este capítulo, por tanto, te ofreceré consejos sobre cómo mejorar tu dieta y tu estilo de vida para practicar fitness de la mejor manera posible. Como puedes ver, el propio Joseph Pilates, creador de este método, era muy partidario de combinar los aspectos físicos, mentales, espirituales y emocionales del ser humano. Para él, la gimnasia no era un mero ejercicio para desarrollar los músculos superficialmente, sino que debía convertirse en una disciplina que implicara al deportista en su totalidad, tanto en su aspecto muscular como en sus aspectos nutricional y psíquico.

Sin embargo, cambiar de dieta no es un juego y no debe tomarse a la ligera. Por eso, antes de hacerlo, le aconsejo encarecidamente que se deje asesorar por un dietista especializado, que podrá darle los mejores consejos para mejorar su alimentación. Siempre desaconsejo los métodos "hágalo usted mismo" e invito a todo el mundo a confiar en profesionales y expertos en la materia, que han estudiado estos temas durante muchos años y que, por tanto, saben cómo diseñar dietas específicas para cada tipo de cuerpo.

Un punto fundamental que hay que entender, en mi opinión, es que no hay cuerpos "equivocados" ni cuerpos mejores que otros. Cada mujer tiene su propio cuerpo específico, con sus características individuales. Ninguno es incorrecto, sólo diferente. De ahí el hecho de que ni siquiera los ejercicios de Pilates pueden ser iguales para todo el mundo, sino que deben ajustarse al tipo de físico de la persona que los realiza. Lo mismo ocurre con la nutrición y la dieta. Cada cuerpo tiene su metabolismo preciso, junto con sus propias intolerancias u otras especificidades. Por tanto, sería un error imponer a todo el mundo la misma dieta y los mismos alimentos. Como cada uno es diferente, no hay alimentos que sean "buenos" para todos ni otros que no sean saludables: lo que es bueno para unos puede ser malo para otros, y así sucesivamente.

Ciertamente, existen reglas generales para una nutrición adecuada y un estilo de vida saludable, como explicaré en las páginas siguientes, pero deben utilizarse como base a partir de la cual elaborar una dieta específica adaptada al físico y las necesidades de cada uno.

7.2. Cómo mantener la práctica de Pilates con una dieta correcta durante los 28 días de transformación.

La dieta ideal para conseguir los mejores resultados de Pilates a la Pared es aquella en la que se pueden combinar todos los tipos de alimentos, sin que unos prevalezcan sobre otros. De hecho, no hay categorías de alimentos que deban eliminarse, sino sólo equilibrarse de forma correcta con las demás. Por ejemplo, entre las personas que practican fitness, existe muy a menudo un prejuicio contra los hidratos de carbono y muchos piensan que son malos para la salud o que deben eliminarse de la dieta. Sin embargo, esto es erróneo o no del todo correcto: los hidratos de carbono son, de hecho, un elemento esencial de una dieta equilibrada y sería un error querer eliminarlos por completo. Alimentos como la pasta, el arroz o el pan son importantes para formar la base que el cuerpo humano necesita para obtener su energía. Por lo tanto, no hay que eliminarlos por completo, sino limitarlos y equilibrarlos con el resto.

En general, por tanto, una dieta adecuada debe ser rica en todas las categorías de alimentos, es decir, proteínas, hidratos de carbono, fruta, verdura, azúcares, sales y otros. Además, es importante distribuir las comidas a lo largo del día y no saltarse ninguna. Por ejemplo, uno de los puntos esenciales de una dieta sana y correcta es prestar mucha atención al desayuno. Es la primera comida del día y, según muchos expertos, la más importante. Nada más levantarnos, de hecho, nuestro cuerpo necesita regenerarse tras las largas horas de ayuno nocturno y además consume mucha energía. Esto no significa que tengamos que comer mucho durante el desayuno, sino las cosas justas que nos proporcionen el aporte nutricional adecuado. Después del desayuno, lo ideal también sería comer poco, pero a menudo, haciendo pequeñas comidas varias veces a lo largo del día, en lugar de comer mucho de golpe. El cuerpo es más capaz de asimilar pequeñas raciones de comida dispuestas a lo largo del día, en lugar de mucha comida de golpe.

Esto no significa, sin embargo, que no haya alimentos que sean objetivamente poco saludables. Ciertamente, hay alimentos que, en general, deben evitarse en la medida de lo posible o reducirse al mínimo. Se trata, por ejemplo, de las bebidas alcohólicas de cualquier graduación, o las carbonatadas y llenas de azúcares refinados. Estas aportan al organismo sustancias innecesarias y no producen grandes beneficios. Del mismo modo, hay que evitar el consumo de alimentos demasiado salados, ya que el exceso de sal es perjudicial para el organismo.

En lo que respecta más concretamente al Pilates en la pared, hay que recordar que muchos ejercicios trabajan principalmente los músculos de la pared abdominal y la columna vertebral. Por este motivo, es importante no ponerse demasiado pesado antes de empezar cada entrenamiento. Lo ideal sería hacer una comida ligera al menos una hora antes de entrenar, para que en el momento de empezar ya haya pasado la fase digestiva. De lo contrario, toda la energía del cuerpo se concentraría en la zona abdominal y el sistema digestivo, por lo que no habría suficiente para seguir entrenando. Además, el estómago no debe estar demasiado lleno y pesado, de lo contrario no se podrán practicar los ejercicios lo mejor posible.

Antes de una sesión de Pilates en la pared, por ejemplo, una comida ideal debería consistir en una nutritiva ensalada con verduras frescas, pepinos, tomates y el añadido de un alimento proteico como pollo a la plancha, atún natural o, para quienes no comen carne, tofu u otros alimentos elaborados con soja, alubias, lentejas u otros productos farináceos. Las salsas deben evitarse en la medida de lo posible, en favor de un condimento más ligero y sencillo como el aceite de oliva. Además, es importante hidratarse correctamente, por lo que hay que beber mucha agua antes, durante y después del entrenamiento, mientras que durante las comidas es mejor no beber agua.

7.3. Beneficios de un estilo de vida saludable y estrategias para superar los retos durante el reto de 28 días

El Reto 28 días no es sólo una oportunidad para ponerse en forma o tonificar los músculos, sino que también puede utilizarse para establecer un estilo de vida nuevo y más completo, en todos los ámbitos. Como ya he explicado, de hecho, la duración de 28 días de este reto no es casual, sino que se basa en el hecho de que éste es el periodo necesario para que una serie de acciones se conviertan en un hábito y, por tanto, en un comportamiento cotidiano. Por lo tanto, si durante el Reto de 28 días, además de los ejercicios de Pilates en la pared propuestos, te comprometes a mantener un estilo de vida correcto y una dieta sana, se convertirá en parte integrante de tu vida.

Llevar un estilo de vida saludable es importante en muchos sentidos: ayuda a prevenir enfermedades y también está muy relacionado con el bienestar mental y emocional. Ciertamente, en lo que respecta a las enfermedades, existe una gran influencia genética, por lo que hay personas más propensas a padecer determinadas dolencias y otras que son inmunes. Sin embargo, una dieta correcta y un estilo de vida saludable pueden tener una gran y positiva influencia sobre estos factores.

Por lo tanto, cada mujer es responsable en gran medida de su propia salud física y mental y de su bienestar. Para ayudarte a vivir tu Reto de 28 Días de la mejor manera posible y tener un estilo de vida saludable, he elaborado una lista con los mejores y más importantes consejos de salud para ti. Cambiar tu estilo de vida no es fácil ni rápido, pero se compone de pequeños pasos diarios. Si cada día decides sustituir uno de tus hábitos por otro más saludable, poco a poco irás construyendo los cimientos y los muros de lo que será tu futura vida, más sana y equilibrada.

Fuente de alimentación:

◇ Come mucha verdura y conviértela en la protagonista de todos tus platos

◇ Consumir mucha fruta de temporada

◇ Tomar proteínas en forma de carne, pescado, huevos o legumbres

◇ Prefiere los cereales integrales a los refinados

◇ Limitar el consumo de productos envasados y ricos en conservantes

◇ Reducir al máximo el consumo de azúcares refinados u otros edulcorantes

◇ Beber unos dos litros de agua al día, con frecuencia y en pequeñas cantidades

◇ Moderar el consumo de grasas saturadas y preferir las de buena calidad

◇ No elimine los hidratos de carbono, pero tómelos en dosis más pequeñas

◇ Moderar en lo posible el consumo de sal o de productos excesivamente salados.

◇ No empiece a fumar

◇ Limitar el consumo de alcohol de cualquier tipo y graduación

Actividad física:

◇ Practicar actividad física durante al menos 30 minutos al día
◇ Mantén tu peso corporal bajo control
◇ Dormir al menos 7 horas por noche y nunca bajar de 6 horas
◇ Toma suplementos naturales para apoyar tu dieta y actividad física

Capítulo 8 — — — — — — — MANTENER LOS RESULTADOS Y CONTINUAR EL CAMINO DE LA TRANSFORMACIÓN

8.1. Consejos para mantener los resultados tras 28 días de transformación

Para obtener los mejores resultados, el entrenamiento diario y constante es esencial, pero no basta por sí solo. No puedes pensar que entrenar todos los días, durante 28 días, es suficiente para conseguir resultados "eternos", de una vez por todas. Seguramente después de los primeros 28 días muchas cosas cambiarán, el entrenamiento se convertirá en una práctica diaria y en una parte integral de tu vida. Seguramente tú misma habrás cambiado, no sólo físicamente, sino también mentalmente, ¡ya no serás la misma mujer que empezó a entrenar 28 días antes!

Después de esta fase de entrenamiento, por lo tanto, hay que poner en práctica otras medidas para mantener los resultados que tan laboriosamente se han conseguido y no dejar que se desvanezcan en el olvido. Al igual que después de los 28 días, esto debe hacerse a diario, después de cada sesión de entrenamiento. Mantener los resultados de fitness es esencial y uno de los secretos que le permitirán convertir su entrenamiento en una rutina. Si no lo hace, corre el riesgo de deshacer todos los efectos beneficiosos de su entrenamiento. Puedes entrenar todos los días, pero si después cometes errores en la alimentación o en la gestión muscular, ¡será como si no hubieras entrenado! Por lo tanto, tu esfuerzo no creará nada duradero, sino que los resultados serán en vano. Todo esto provocará inevitablemente una pérdida de confianza y determinación hacia el entrenamiento. Muchas personas, de hecho, al no ver resultados concretos y rápidos, culpan al entrenamiento y creen que el problema es Pilates en la pared, afirmando que es una práctica errónea o ineficaz, por lo que buscan una nueva. La verdad, sin embargo, es que realizan las acciones equivocadas después del entrenamiento, haciéndolo ineficaz. El problema, por tanto, no es el Pilates en la pared en sí, ¡que es una práctica muy eficaz! Estas personas pueden probar todas las prácticas que quieran, pero nunca encontrarán la "correcta" porque el problema radica en lo que hacen antes y después del entrenamiento y no en la práctica en sí.

Así que ahora te daré algunos consejos básicos para evitar cometer este error:

1. **La importancia de la hidratación.**

Mantener una hidratación corporal adecuada es esencial para el entrenamiento. Para ello, es necesario beber regularmente y no deshidratarse nunca. Según los estudios, hay que beber unos 30 mililitros de agua por cada kilogramo de peso corporal, a lo que hay que añadir 800 mililitros de agua por cada hora de actividad física que se realice. Así que recuerda beber antes y durante el entrenamiento, pero sobre todo después, para ayudar a tus músculos a recuperarse y tonificarse.

1. Comer después de entrenar

Mucha gente, en el mundo del fitness y el deporte, piensa que no se debe comer nada más terminar el entrenamiento, ya que entonces se perdería peso. Sin embargo, esto sólo es cierto en parte. En efecto, en cuanto se termina un esfuerzo físico, las reservas energéticas del organismo se agotan, si no se agotan, y por lo tanto el cuerpo no tiene energía suficiente para regenerar los músculos. En este sentido, por lo tanto, no comer es un grave error, ya que no le das a tu cuerpo el combustible que necesita para aumentar y tonificar tus músculos y, por lo tanto, corres el riesgo de que tu entrenamiento sea en vano.

Por lo tanto, recuerda siempre tomar un tentempié una media hora después de cada entrenamiento. Para algunas personas esto es difícil, porque debido a la adrenalina el estómago se cierra y así después de un gran esfuerzo es difícil comer. Sin embargo, te recomiendo que hagas un esfuerzo y comas algo, especialmente alimentos que contengan proteínas y carbohidratos, para darle a tu cuerpo el aporte nutricional adecuado.

Además, si no tomas este tentempié, al principio sentirás como si no tuvieras hambre, pero unas horas después de entrenar, ¡tu estómago se abrirá y te morirás de hambre! Por eso comerás en exceso y también lo que no debes, arruinando así todo el trabajo que hiciste antes. Si, por el contrario, tomas un tentempié nada más terminar de entrenar, serás capaz de resistirlo y al cabo de unas horas podrás comer menos y más tranquilamente.

1. Hacer muchos estiramientos y calentamientos

Debes mentalizarte de que la fase de calentamiento antes de cada "entrenamiento", y la fase de estiramiento y desfatiga después, son partes integrantes del trabajo, ¡y no extras opcionales!

En la fase de calentamiento, por ejemplo, preparas tus músculos para el entrenamiento y así responderán mejor y trabajarán con más intensidad. Si te saltas la fase de calentamiento, corres el riesgo de provocarte calambres o contracturas, lo que hará que tu entrenamiento sea inútil y también te obligará a parar durante los días siguientes debido al dolor, ¡perdiendo un tiempo valioso! Si te dejas llevar por las prisas y te saltas el calentamiento inicial de 5 minutos, sólo corres el riesgo de lesionarte y perder más tiempo del que querías evitar...

Después de los ejercicios, también es importante realizar una sesión de estiramientos para alargar los músculos que han sido puestos a prueba por el entrenamiento. La fase de estiramiento también es esencial para evitar despertarse al día siguiente con calambres o contracturas musculares y, por tanto, no poder seguir entrenando. En Pilates en la pared, como has visto, hay varios ejercicios de estiramiento, que pueden realizarse al final de cada sesión para estirar todos los músculos.

8.2. Ideas para continuar la práctica de Pilates en la pared a largo plazo y apoyar la transformación

Si ya has empezado el Reto 28 días, te habrás dado cuenta de lo fácil que es empezar, ya que te impulsa la novedad y el deseo de emprender un nuevo camino, sin embargo, por otro lado, lo difícil que es mantener la misma motivación y el mismo enfoque a lo largo del tiempo. Los primeros días, de hecho, será muy fácil dedicar incluso 20 o 30 minutos al fitness y el tiempo de entrenamiento se te pasará pronto, ya que estarás comprometido con pasión y entusiasmo. Con el paso de los días, sin embargo, le parecerá que los minutos de entrenamiento son cada vez más largos y pesados. Lo que antes hacías a la ligera te costará mucho esfuerzo y sudor en los días siguientes.

Del mismo modo, durante los primeros días de entrenamiento es muy fácil hacerse un hueco durante el día para practicar, incluso renunciando a algunas pequeñas tareas. Incluso esta renuncia se hace con alegría y ligereza, ya que uno está atrapado en la emoción del cambio de la rutina diaria normal. Con el paso de los días, sin embargo, parecerá que las horas del día son demasiado pocas y las tareas demasiado grandes, por lo que será difícil sacar siquiera 15 minutos para hacer Pilates en la pared. Entre el trabajo, los acontecimientos familiares, los recados y las tareas de la casa, será imposible encontrar tiempo para hacer ejercicio, e incluso si lo encuentras, ¡te sentirás demasiado cansado para hacerlo!

Si tú también te encuentras en esta situación, no te preocupes, como ves son condiciones a las que debe enfrentarse cualquier persona que inicie un camino de transformación física. Es normal y siendo un problema común, ¡también existen remedios eficaces para ello!

He aquí, pues, una lista de consejos que pueden ayudarte a practicar Pilates en la Pared de forma continuada incluso después de los 28 días, manteniendo el mismo entusiasmo y las mismas ganas:

1. **Recuerda por qué lo haces.**

Ya he explicado a lo largo del libro lo importante que es tener un objetivo claro y específico y cómo es fundamental en la práctica deportiva. Si no tienes un objetivo y, por tanto, una razón para entrenar, perderás rápidamente las ganas de hacerlo.

En primer lugar, por tanto, identifique con la mayor precisión posible cuál es su motivo para dedicarse un día al fitness. Algunas personas entrenan para perder peso, otras para aumentar su autoestima, otras para aprender a superar sus límites, y otras por las razones más diversas que ni siquiera puedes imaginar. Cada uno tiene su propio objetivo y no hay uno "mejor" que otro: cualquier razón es correcta, legítima y digna.

Cuando hayas identificado la razón profunda que te entusiasma cada vez que piensas en ella, intenta escribirla en un papelito y guárdala en un lugar secreto que sólo tú conozcas. Es muy importante que no se lo revele a nadie, sino que lo guardes sólo para ti. Si lo dices en voz alta o lo revelas a otras personas, perderá todo su poder... suena extraño, pero es así, ¡puedes probarlo para creer!

Así que conserva celosamente tu motivo e intenta releerlo cada mañana nada más levantarte y cada noche antes de acostarte y, si lo necesitas, justo antes de empezar tu sesión de entrenamiento. Haz que tu objetivo sea lo primero y lo último que veas durante el día: que se convierta en tu estrella polar, que siempre brille en el cielo y te guíe por el buen camino, incluso cuando tengas que atravesar la noche más oscura y creas que estás perdido.

1. Cuelgue post-its por toda la casa

Tu motivo básico debe permanecer en secreto para ser eficaz; sin embargo, en tu camino hacia el objetivo final debes fijarte otros pequeños objetivos a corto plazo y muchos "hitos intermedios" que alcanzar. Estos objetivos, por otra parte, debes compartirlos en la medida de lo posible con las personas que te rodean y también exponerlos en tu casa.

Por ejemplo, prueba a marcar en un pequeño post-it el objetivo que tienes que alcanzar esa semana en relación con la pérdida de peso (recuerda siempre crear un objetivo S.M.A.R.T., ¡así que realista y alcanzable!) y luego cuélgalo encima de la nevera, ¡para que te acuerdes de él cada vez que quieras abrirlo!

O puedes crear cada día una nota post-it en la que marques los ejercicios a realizar durante esa sesión y luego colgarla en un lugar de tu casa u oficina que tengas a menudo a la vista. De esta forma ya te prepararás mentalmente para la sesión que tengas que hacer, metabolizando ya los ejercicios a realizar y así llegarás al momento de hacerlos más decidido y preparado. La ejecución física de los ejercicios parecerá entonces más fácil y sólo el "cierre" de un proceso natural que comenzó mucho antes.

Puedes inventar nuevas formas de utilizar los post-its, tratando de encontrar otras originales que añadan novedad a tu día a día.

1. Utilizar aplicaciones y redes sociales

Hoy en día existen muchas herramientas útiles para nuestro entrenamiento diario que antes no existían ni se podían utilizar. Por ejemplo, hay muchas aplicaciones gratuitas para smartphone que pueden seguirte paso a paso durante tu entrenamiento. Puedes fijar tus objetivos, gestionar tus sesiones y los ejercicios que tienes que hacer, o marcar tu progreso o calcular las calorías de tus comidas. Las aplicaciones de fitness pueden ayudarte con cualquiera de estas cosas, así que mi consejo es que experimentes con ellas. Hay muchas, así que lo único que hay que hacer es probar varias y luego elegir la que mejor se adapte a tu entrenamiento y con la que te sientas más cómodo.

Otro pequeño truco para mantener constantes las ganas de entrenar y practicar es compartir tu pasión en las redes sociales con otras personas que estén haciendo el mismo recorrido que tú, o vayan más adelantados que tú. Conocer a otras personas que están realizando el mismo entrenamiento que tú es muy importante y te ayudará en tu práctica. Podrás compartir con ellos tus problemas y tal vez descubrir que son comunes a mucha gente y que hay una forma fácil de resolverlos. O podéis animaros mutuamente compartiendo vuestros resultados semanales y apoyándoos los unos a los otros.

Si aún no existe un grupo social de este tipo... ¡puedes crearlo tú mismo! Recuerda, no obstante, que las redes sociales tienen su lado bueno, pero también su lado malo, ya que es probable que, además de halagos y apoyo, recibas críticas e incluso comentarios muy desagradables de gente maleducada. No pienses en ello ni te preocupes, ¡sigue tu camino!

1. **Practicar con otras personas**

En las redes sociales puedes encontrar a muchas personas con las que compartir ideas, proyectos y apoyarse mutuamente. Sin embargo, es importante que estas amistades no se queden en lo "virtual", sino que se conviertan en algo físico y real. No hay nada mejor, de hecho, para aumentar las ganas de estar en forma y progresar, que entrenar junto a otras personas ¡en carne y hueso!

Entrenar con otro amigo, o con más de uno, lo hará todo más fácil. Podéis, por ejemplo, animaros mutuamente cuando estéis cansados, o encontrar un espacio común donde entrenar. Además, si te comprometes con otras personas, estarás más motivado para cumplirlo. Si tienes que quedar a una hora determinada con un amigo para hacer Pilates, planificarás tu día de forma diferente para cumplir ese compromiso y con respeto hacia la otra persona. De lo contrario, si practicas solo, puede ocurrir que encuentres excusas para no hacerlo, porque no tendrás un compromiso con nadie más que contigo mismo.

Así que, como puedes ver, hay un montón de remedios para solucionar el problema de la falta de ganas y entusiasmo en el entrenamiento. Ahora te toca a ti ponerlos en práctica y probarlos de forma original y añadir tu nota personal.

8.3. Integración del entrenamiento y Pilates en la salud a largo plazo para una transformación duradera

Para que el entrenamiento diario no sea un fin en sí mismo, sino que se convierta en parte integrante de un entrenamiento más amplio y a largo plazo, es necesario prestar atención a algunos consejos valiosos. Por ejemplo, un error que hay que evitar es pensar que, por haber entrenado una vez, no hay que hacer nada en todo el día. De hecho, el entrenamiento y la actividad física no deben limitarse a los ejercicios de Pilates en la Pared, sino convertirse en una forma de vida.

Para ayudarle en esta tarea, es importante conocer el significado del término inglés NEAT, o "non-exercise activity thermogenesis". Esta palabra hace referencia a todas aquellas actividades y pequeños gestos cotidianos que no constituyen un verdadero ejercicio físico, pero que sin embargo ayudan a quemar calorías y a mantenerse activo. Por lo tanto, si se utiliza correctamente, la NEAT puede convertirse en una herramienta importante para mejorar la salud.

Dentro del NEAT se incluyen diversas acciones, hábitos y actitudes que cualquier mujer realiza a lo largo del día. Van desde el hábito de ir andando o en bicicleta al trabajo, o preferir subir por las escaleras en vez de coger el ascensor, hasta los más pequeños gestos involuntarios, como tamborilear con los dedos u otros gestos nerviosos, moverse al sentarse en una silla, etc. Aunque a primera vista parezcan gestos mínimos, cuando se suman a lo largo del día tienen un gran impacto en las necesidades calóricas.

Por lo tanto, actuando sobre el NEAT, se puede aumentar la cantidad y la intensidad de estas pequeñas acciones para convertirlas en un entrenamiento diario. Las principales formas de aumentar el consumo energético diario actuando sobre el NEAT son éstas:

◇ Utilizar la bicicleta en la medida de lo posible para desplazarse

◇ Camine mucho y aumente las razones para hacerlo, como aparcar el coche más lejos de lo habitual, bajarse en una parada antes del autobús y continuar a pie u otros "trucos" por el estilo.

◇ Utilice siempre las escaleras y, cuando sea posible, prefiéralas al ascensor.

◇ Intente estar de pie el mayor tiempo posible en lugar de sentado, incluso durante las horas de trabajo, por ejemplo, trabajando de pie y utilizando un escritorio elevado, o poniéndose de pie voluntariamente durante las reuniones o en cualquier otro momento en que sea posible hacerlo.

CONCLUSIONES

Has llegado al final de esta guía y, por lo tanto, ¡al comienzo del entrenamiento real! De hecho, una vez que hayas terminado de leer este libro, tendrás que empezar a ponerlo en práctica y experimentar por ti mismo los ejercicios de Pilates en la Pared. Espero que los capítulos de esta guía te hayan ayudado a hacerte una idea completa de qué es Pilates y cómo practicarlo.

He intentado darte todas las herramientas posibles para ello: primero te mostré los principios básicos de esta disciplina y te conté la génesis de este método y la historia de su creador, Joseph Pilates. Después te mostré la idea que le impulsó a crear estos ejercicios, a saber, la necesidad de encontrar una forma de gimnasia que combinara entrenamiento físico y mental y que pudiera practicarse en cualquier lugar, incluso en espacios reducidos y sin herramientas complicadas. En Pilates, además, una parte fundamental del trabajo consiste en controlar la respiración y, por tanto, la concentración mental para realizar todos los movimientos de la forma más precisa y coordinada.

Tras esta introducción más teórica, te he mostrado cuáles son las herramientas preparatorias para empezar a practicar. La más importante de ellas es tener un objetivo S.M.A.R.T. que te guíe a lo largo del viaje y te muestre el destino final. Sin un objetivo, de hecho, no puedes planificar un método de trabajo y entrenamiento útil y productivo. Una vez encontrado, ya puedes empezar a practicar.

Para ello, te he mostrado 27 ejercicios diferentes de Pilates en la pared y, a continuación, he creado para ti un plan de entrenamiento de 28 días, diseñado para ser equilibrado y progresivo. Tal vez ya hayas probado algunos de los ejercicios propuestos, o ya hayas empezado el reto de los 28 días antes incluso de haber terminado la guía... ¡en cuyo caso sería una gran noticia! Recuerda, no obstante, que el plan de entrenamiento que te he propuesto es una base sobre la que, con el tiempo, podrás añadir nuevos ejercicios y variaciones en función de tus propias especificidades y objetivos personales. Mi consejo es que sigas el plan de entrenamiento durante los primeros 28 días y luego introduzcas cambios personales en función de tus resultados.

Junto con este plan de entrenamiento, te he mostrado consejos sobre cómo gestionar tu dieta, ya que es una parte fundamental del trabajo. Junto a ella, te he mostrado pautas generales sobre cómo tener una vida sana y mantener tus resultados de fitness a largo plazo.

Así que ahora sólo me queda darle las gracias por haber llegado hasta aquí y desearle lo mejor en su formación.

El fitness no debe verse como un trabajo, sino como un estilo de vida, en el que ante todo hay que divertirse haciéndolo. El entusiasmo es la principal característica que debe impregnar toda tu vida. Si eres capaz de ponerlo en práctica, también podrás añadir toques originales a tus ejercicios cada día y así variarlos para que tu sesión de Pilates en la Pared no se vuelva monótona y repetitiva.

Así que deja volar tu imaginación y sé creativo y original.

¡Buen trabajo!

MENSAJE MOTIVADOR

Al menos una vez en la vida, todos hemos vivido ese momento.

Ese momento en el que te miras al espejo y no te gusta lo que ves.

Ese momento en el que parece que todo tu esfuerzo ha sido en vano.

Ese momento en el que no entiendes por qué todos los aspectos de tu vida tienen que ser tan difíciles de conquistar y tan dolorosos de mantener.

Ese momento en el que la rabia y la frustración se apoderan de ti y entonces te preguntas si realmente tiene sentido seguir esforzándote y sufriendo, o si es mejor dejarlo pasar.

Sin embargo, siempre es en ese momento cuando puede ocurrir algo inesperado.

Algo que va más allá de toda lógica, que rompe las reglas, que parece imposible.

Es entonces cuando puedes descubrir que todas las emociones negativas que sientes pueden transformarse y convertirse en la forma de energía más poderosa y pura que existe en el mundo: ¡la Voluntad!

Convierte tu ira en determinación.

Convierte tu frustración en un deseo de redención.

Acepta el dolor como un maestro severo pero sabio.

Acepta que tienes que trabajar duro para conseguir tus objetivos, porque nada te puede salir gratis.

Para conseguir algo hay que sacrificar otro, no lo olvides nunca.

Con esta determinación afrontas los retos de tu vida mirándolos directamente a los ojos.

A partir de hoy:

Se acabaron las excusas,

Se acabaron los compromisos.

Sólo determinación y voluntad.

A partir de ahora tendrás la capacidad de convertir tus errores en los peldaños de la escalera que te llevará al éxito.

Cada error que cometes es una lección más que aprendes,

Un paso más que has superado.

No importa lo alto que fijes tu objetivo: empieza a bajar esa escalera hoy mismo.

Una gota consigue atravesar incluso la roca más dura no por su fuerza, sino por su determinación.

Con esta misma determinación en tu mente y con la fuerza de la pasión ardiendo en tu corazón, sigue adelante y conquista lo que es tuyo por derecho.

Buen trabajo.

9 798224 013753